AF500093

DU

MASSAGE

Châteauroux. — Typographie et Stéréotypie A. MAJESTÉ.

DU

MASSAGE

SON HISTORIQUE, SES MANIPULATIONS

SES EFFETS PHYSIOLOGIQUES ET THÉRAPEUTIQUES

PAR

J. ESTRADÈRE

Docteur en médecine de la Faculté de Paris, membre de la Société de thérapeutique,
de la Société de médecine et de chirurgie de Bordeaux,
Médecin consultant près l'établissement thermal de Bagnères-de-Luchon.

2e ÉDITION

REVUE ET AUGMENTÉE

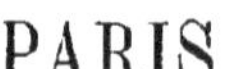

PARIS

ADRIEN DELAHAYE ET ÉMILE LECROSNIER, ÉDITEURS

PLACE DE L'ÉCOLE-DE-MÉDECINE

1884

INTRODUCTION

La rapidité avec laquelle la première édition de cet ouvrage a été épuisée démontre le bienveillant accueil dont elle a été l'objet, et l'importance que les médecins ont attachée à cette publication nouvelle.

En France comme à l'étranger la presse médicale et littéraire même, s'empressèrent dans leur compte rendu, de manifester combien cette publication excitait la curiosité du monde scientifique.

L'on ne peut cependant attribuer ce succès à la nouveauté du sujet, car l'on connaissait partout une manipulation vulgaire appelée *massage*. Mais, si l'objet de ce livre n'était pas nouveau, si tous les organes de la presse médicale, avaient publié un grand nombre d'observations de cures merveilleuses obtenues par cet agent thérapeutique, nulle part on ne trouvait un ouvrage pratique dans lequel on put retrouver l'origine de ces manipulations, le moyen de les pratiquer soi-même ou de les faire pratiquer par un tiers.

L'on n'avait pas songé à grouper ces manipulations dans un même volume, à exposer l'ensemble des effets physiologiques et thérapeutiques de cet agent médical, à faire ressortir, auprès de tous ces avantages thérapeutiques, les contre-indications qui peuvent surgir. Telle était l'œuvre qui manquait et dont le besoin se faisait sentir de plus en plus.

Ni les auteurs des encyclopédies médicales, ni les auteurs des traités de thérapeutique et de matière médicale n'avaient eu le soin de donner une notion complète de cette matière.

Il semble que tous ces auteurs ont regardé le massage, ou bien, comme un moyen d'une efficacité par trop merveilleuse ; ou bien, comme une pratique qui ne mérite pas de faire partie de la matière médicale ; c'est sans doute pour ces motifs qu'ils ne lui accordent qu'une mention dédaigneuse et semblent par là l'abandonner à des mains indignes de faire partie du corps médical, les rebouteurs, les dames blanches et les souffleurs d'entorses !....

Viendra-t-on dire que des considérations plus justes ont fait dédaigner cette pratique par les médecins !

Si je comprends les raisons pour lesquelles les médecins ne pratiquent pas eux-mêmes le massage dans toutes les maladies, je m'élève contre ceux qui l'abandonnent dans tous les cas aux hommes spécialistes.

Dirai-je avec quelques-uns, pour légitimer leur indifférence, que cette pratique est trop pénible ; qu'il faut être fortement constitué pour l'exercer et que les médecins ne sont pas habitués à des travaux manuels si durs et quelquefois trop longs ; qu'il faut obtenir un certain degré de souplesse de la peau, un certain degré de rubéfaction reconnus seulement par les hommes du métier !

Il faut admettre, en effet, que ces objections sont autant de motifs sérieux pour abandonner le massage *hygiénique* à des spécialistes, mais, dans la plupart des cas, le massage *thérapeutique* ne peut être fait que par des médecins.

En effet il est des cas nombreux entre autres ceux de hernie étranglée, de volvulus, d'entorse avec complication inflammatoire, de rétractions tendineuses délicates, etc., etc., qui nécessitent le concours spécial du médecin, et, pour les autres, au moins sa présence, si toutefois il ne préfère prendre, lui-même, une part active à ces manipulations. Dans tous les cas où ces manipulations ne pourront par elles-mêmes occasioner aucune complication réellement sérieuse, le médecin pourra abondonner au masseur le soin de les faire même en dehors de sa présence. De toutes ces considéretions il résulte qu'il importe au médecin d'avoir une notion exacte des indications et des contre-indications du massage et quand il le confie à un autre, de s'assurer également que le masseur exécute parfaitement son art.

Ces obligations sont formelles ; parce qu'une manœuvre inconsidérée, faite par un masseur maladroit, peut occasionner des accidents fâcheux dans les circonstances données.

Reconnaissons donc qu'il n'est pas nécessaire que le massage soit toujours fait par un médecin ; que pour le massage hygiénique, un homme du métier exécutera, mieux que lui, ces manipulations, souvent trop pénibles et que l'obligation de recourir à des personnes qui ont la spécialité de cette profession, pour le massage hygiénique et certains massages thérapeutiques, n'est pas un motif suffisant pour reléguer cet agent thérapeutique merveilleux, au rang des choses indignes de faire partie de nos matières médicales.

Depuis quelques années une réaction s'est faite en sa faveur. Nous voyons tous les jours la presse médicale publier de nouveaux prodiges, obtenus par le massage et certifié, par les médecins les plus éminents. Un grand nombre de praticiens ont suivi l'exemple de ces maîtres et, l'on n'a pas tardé à enregistrer une quantité considérable de cures obtenues par cet agent thérapeutique. Encouragés par ses effets étonnants certains médecins n'ont pas dédaigné de pratiquer eux-mêmes le massage. Devant ces résultats, les établissements d'hydrothérapie se sont adjoint des masseurs et les établissements thermaux, comme Luchon, ont suivi leur exemple.

L'on doit donc reconnaître que depuis que j'ai attiré l'attention du monde médical vers cet agent thérapeutique en précisant ses manipulations, ses actions physiologiques, et ses effets curatifs merveilleux, les thérapeutistes ont dû lui accorder un chapitre plus étendu que par le passé.

M. Reveil, l'un des premiers, accorda une place au massage, dans son formulaire raisonné des médicaments nouveaux. Mais il commit l'erreur d'attribuer à M. Sarlandières, le massage par pression.

S'il ne m'eût pas cité, dans plusieurs articles de son formulaire, il aurait pu répéter l'erreur commise par MM. Trousseau et Pidoux dans leur traité de thérapeutique ; cependant dans l'article palette, j'ai employé des citations si irrécusables que je croyais avoir fait partager ma conviction que je persiste à soutenir.

M. Reveil émet une autre opinion contraire à celle que j'ai soutenue dans le chapitre Ier de mon traité :

Suivant l'exemple de M. Méding, il confond la gymnastique suédoise avec le massage :

Il dit en effet, f° 726 : « D'autres formes de manipulations » plus générales sont confondues en France sous le nom de » massage. M. Estradère nous paraît soutenir une mauvaise » cause en persistant à défendre l'usage de cette dénomination » sous le couvert de laquelle sont confondus, la » friction, la pression, la percussion et le mouvement. »

Nous répondons : ou bien le massage que M. Reveil définit à la page 471 fait partie de la gymnastique suédoise et alors la friction, la pression, la percussion et le mouvement, termes génériques des ordres de manipulations qu'exerce le masseur sont des exercices gymnastiques proprement dits, ou bien le le massage en est complètement séparé.

Or, je démontrerai plus tard que le massage était parfaitement distingué des exercices gymnastiques par les anciens et par Hippocrate lui-même.

Les grands rapports qui existaient entre ces exercices et le massage ont déterminé les auteurs des livres hippocratiques à décrire le massage à côté de ces derniers, mais ils laissaient au massage sa place nettement séparée.

Ne voyons-nous pas dans les branches scientifiques des parties bien distinctes, comme la physique et la chimie, marcher comme deux sœurs et se prêter un concours mutuel, sans que, cependant, l'on confonde l'une de ces sciences avec l'autre !

Ce que les anciens ont fait, les modernes l'ont fait également. Ling lui-même, l'auteur de la gymnastique suédoise, n'a pas confondu la gymnastique avec le massage.

La kinésithérapie on cinésie n'est que la science des mouvements étudiés par Ling. Cette kinésithérapie n'est qu'une branche des exercices des anciens développée et savamment perfectionnée. Elle devient une science spéciale qui a sa connexité avec le massage, mais elle ne peut être confondue avec lui.

A son tour, le massage, avec ses manipulations variées et distinctes exercées par un masseur sur le sujet massé, ne réclame de celui-ci ni les mouvements faibles d'abord, puis graduellement forts, très violents même, et absolument personnels qui forment l'objet de la kinésithérapie.

Il consiste dans des manipulations exercées par une personne sur une autre, dans un but hygiénique ou thérapeutique et ne peut être accompagné d'exercices gymnastiques personnels sans constituer une méthode avortée, contraire à la tradition et à l'expérience. Le massage a ses règles et ses principes. Par eux, il est devenu un agent puissant en thérapeutique et en hygiène. Comme lui, les exercices actifs sont devenus un art qui a ses règles et ses applications. Ne confondons pas deux parties distinctes qui ont été nettement séparées dans les livres hippocratiques et qui n'ont pas été confondues par Ling et ses fauteurs ainsi que je le démontrerai plus loin.

M. Reveil dit que je *soutiens une mauvaise cause ;* mais au lieu de le démontrer, il promet plus loin des développements qu'il ne donne point.

De simples assertions ne suffisent point quelque élevée que soit la personne qui les consigne ; j'aurais aimé, au lieu d'une simple dénégation, voir sortir de la plume de M. Reveil une réfutation qui aurait profité à tout le monde.

Je dis donc que les manœuvres du massage ne sont nullement empiriques ; que la physiologie est venue leur donner une base scientifique et rationnelle ; que leurs effets sont aussi certains que ceux de la gymnastique médicale.

Cette pratique n'est pas de création récente comme semble l'indiquer le manque de règles établies jusqu'à ce jour.

Le massage présente, au contraire, les titres de la plus haute antiquité, d'une antiquité qui se perd dans la nuit des temps, puisque les auteurs les plus anciens en parlent comme d'une pratique passée dans les habitudes et dont ils ignorent la date certaine. Les livres hippocratiques, je l'ai déjà dit, le donnent comme un moyen médical et hygiénique, car ils observent que, s'il est obligatoire, à ceux qui font faire les exercices gymnastiques aux enfants, de pratiquer le massage qui figure parmi les exercices passifs, il est également obligatoire au médecin de savoir masser pour soigner les maladies articulaires.

Nous verrons dans un chapitre spécial, que le massage offre les caractères de l'universalité et qu'il n'existe pas une partie du monde qui n'ait ses pratiques du massage.

DIVISION.

Mon sujet sera divisé en deux parties. Dans la première, je

définirai ce que l'on doit entendre par le massage. En même temps, je ferai l'historique à peu près complet de cet agent thérapeutique que je prendrai dès les âges les plus reculés pour arriver jusqu'à notre époque.

Je montrerai l'existence de cette pratique chez tous les peuples les plus civilisés comme les plus sauvages. Après avoir fait cet historique, je donnerai les règles qui constituent l'art de masser et j'établirai les conditions que doit remplir un bon masseur.

Dans la deuxième partie, je ferai la thérapeutique du massage en commençant par un aperçu sur ses effets physiologiques et en déduisant ensuite de ceux-ci l'action thérapeutique de cet agent dans diverses maladies.

D'après la division que je viens d'établir, il est aisé de voir que mon but, en faisant ce travail, a été double :

1° Grouper sommairement dans quelques pages, ce que peut attendre l'homme de cet agent, soit à l'état de santé parfaite, soit pendant qu'il est malade, tel est le premier but que je me suis efforcé d'atteindre.

Les recherches que j'ai toujours continuées, depuis la publication de la première édition de cet ouvrage, m'ont permis de faire des additions nombreuses et très importantes qui rendent ce travail plus complet. Mes expériences personnelles m'ont rendu plus positif à l'occasion de certains faits et j'ai élevé, à la hauteur d'une certitude, certaines opinions que j'avais avancées. Basé sur des faits incontestables, je suis donc en droit de rejeter aujourd'hui le reproche que quelques critiques m'adressent lorsqu'ils m'accusent d'avoir fait un ouvrage plus théorique que pratique.

Les théories que j'avais émises étaient fort peu nombreuses. M. Pichéry, l'un de mes critiques, reconnaît lui-même que « toujours d'une grande réserve, je n'avançais aucun fait » sans l'accompagner de citations nombreuses et que lorsque

» je formulais une opinion personnelle, j'avais soin de me » placer en si bonne et si grande compagnie qu'on ne saurait » se refuser à mes convictions. »

Si ma conduite a été conforme à ce que dit M. Pichéry, c'est parce que j'avais l'intention bien moins d'écrire un livre que de sortir de l'oubli un agent thérapeutique un peu trop négligé de notre temps.

Il fallait pour ramener et convaincre le monde médical, si prévenu contre le massage, il fallait, dis-je, faire les recherches les plus exactes, les contrôler et les traduire avec l'attention la plus scrupuleuse. Aussi j'ose me flatter d'avoir rempli mon but dans l'acception la plus rigoureuse du mot.

Les déductions que j'ai tirées des faits établis sont les plus absolues, c'est pour ce motif que si j'ai avancé quelques opinions dans ma première édition, j'ai pu les confirmer soit par mes observations personnelles, soit par celles dont la presse médicale s'est enrichie depuis.

2° Mon deuxième but, en faisant ce travail, a été de donner aux praticiens qui, de temps en temps, trouvent dans la presse médicale la relation de l'heureuse influence du massage dans diverses affections, le moyen de faire pratiquer ou de pratiquer eux-mêmes les diverses manœuvres qui constituent l'art de masser.

Cette dernière partie, j'ose l'affirmer, est traitée de la manière la plus claire et la plus complète, de sorte qu'il est facile de masser dès que l'on a lu ces manipulations, groupées désormais dans un seul ouvrage.

Trop heureux disais-je, si, en vulgarisant cet agent thérapeutique, je peux me rendre utile à mes confrères et à l'humanité!

Cet appel a eu un succès complet.

De nombreux écrits ont paru dans toutes les nations ; je signalerai quelques auteurs : En France, Elleaume, Rizet,

Quesnoy, Phelippeau, Millet, Chancerel, Dailly, Laisné, Jomard; En Belgique, Van Lair, Fontaine, Nycander; En Allemagne, Metzger, Ricking, Schreiber, Rosander, Ulrich, Berghmann, Gassner, Wagner, Eulemberg; En Russie, Bergling, Klemm, Serbsky; En Suède, Thure-Brand, Norstrom; En Angleterre, Granville; et en Amérique, Reeves, Jockson, Post, Graham, Beard, etc..... Cet énoncé, bien réduit, prouve que le massage a pris le rang d'une médication importante, ayant ses lois précises et ses indications rationnelles. Les expériences qui viennent tous les jours confirmer les faits que j'avais relatés dans ma première édition, lui assurent les plus hauts titres de recommandation. Désormais, sa place est assurée, le massage va retrouver son antique faveur; il reprendra auprès des praticiens la confiance qu'il mérite et dans les ouvrages de thérapeutique le rang utile qu'il acquiert par ses glorieux succès.

Dans sa critique M. Pichéry émit un vœu que j'aurais bien voulu satisfaire, si les motifs, que je vais exposer, ne m'avaient déterminé à continuer mon œuvre, d'après le plan de la première édition.

« Pour disposer le malade à mieux accueillir une pratique » si utile (le massage) nous voudrions (dit M. Pichéry) une » édition spéciale du livre de M. Estradère destinée aux gens » du monde. »

Dépouillé de ses longs récits historiques et des raisons physiologiques qui font du massage un agent thérapeutique rationnel, ce livre plairait à quelques personnes; cependant des raisons plus sérieuses me déterminent à ne pas donner suite au plan que semble m'indiquer M. Pichéry.

Un traité du massage qui se bornerait à la description des diverses manipulations qui constituent l'art de masser et à l'énumération des maladies dans lesquelles le massage peut être utile ou efficace, serait considéré par la majorité des lecteurs comme une conception purement imaginaire.

Il serait à craindre, dès lors, que les gens du monde ne reléguassent le massage au rang de toutes ces productions nouvelles rejetées pour la plupart dès qu'elles ont vu le jour et que l'ouvrage lui-même ne fut considéré comme une réclame du plus mauvais goût.

Mais si, tout au contraire, le livre a un cachet scientifique ; s'il démontre que le massage est une pratique dont l'antiquité se perd dans la nuit des temps ; s'il prouve que loin d'être une pratique empirique, le massage est assujetti à certaines règles sérieuses, déduites rigoureusement de données physiologiques ; si de telles données physiologiques sont ensuite étendues et appliquées à la cure de certaines affections et que l'énumération de ces affections soit étayée sur des observations tirées des auteurs les plus recommandables, ce livre, loin d'être considéré comme une réclame, sera prisé aussi bien par les gens du monde que par le corps médical.

Tels sont les motifs qui m'empêchent d'accéder au vœu de M. Pichéry.

Mon but n'était pas de créer une œuvre de curiosité ou de fantaisie utile seulement au gens du monde.

Comme le dit un auteur contemporain, le « devoir de l'hom-
» me, d'après Sénèque, est d'être utile aux hommes. Mais ce
» devoir est surtout imposé à celui qui se livre à l'étude des
» sciences. Éclairer ses semblables, les faire jouir du fruit de
» ses veilles, soulager leurs maux, les prévenir de tout ce qui
» peut prolonger leur existence, est-il une gloire plus douce,
» une jouissance plus pure ?... C'est cette noble gloire, dont
» la possession ne lasse jamais, que le médecin philosophe
» doit envier. Les hommes, les dignités passent et ne sont
» qu'une vaine fumée aux yeux de la philosophie, mais on
» conserve le souvenir des services rendus à l'humanité. »

Tous mes efforts, tous mes labeurs ont été dirigés vers ce but, aussi ce n'est pas une simple énumération des manipulations qui constituent l'art de masser, ni une liste des maladies que le massage peut guérir que j'ai fait, mais bien une étude scientifique et complète du massage.

Prouver son antiquité ; montrer les règles qu'il faut suivre pour pratiquer cet art ; établir que cette méthode de traitement est rationnelle et qu'elle est basée sur des principes physiologiques les plus certains ; énumérer ensuite les maladies dans lesquelles le massage est utile, ou bien préférable à tous les agents thérapeutiques ; lui faire prendre rang dans nos matières médicales et faire connaître du corps médical entier cet agent merveilleux, tels sont les nobles buts que je me suis proposés. Heureux si par mes recherches et mes travaux, je me suis rendu utile à mes confrères et à l'humanité !

Je terminerai cette introduction par deux citations tirées de deux ouvrages publiés cette année :

M. le docteur Schreiber de Vienne dit, dans son traité du massage et de gymnastique : « L'excellent mémoire d'Estra-
» dère, fait époque dans cette branche de la thérapeutique.
» Il inspira un grand nombre de publications ultérieures.
» Cette thèse remarquable, mentionnée partout, ne se trouve
» que difficilement en dehors des bibliothèques des écoles de
» médecine en France ».

Plus récemment encore M. Norstrom de Stockolm se « plaît
» à reconnaître que mon œuvre est un plaidoyer consciencieux
» et rempli d'érudition. » Et comme Schreiber il regrette que mon traité soit introuvable.

Aucune nouvelle publication n'ayant remplacé la mienne, j'ai senti la nécessité de publier cette nouvelle édition qui répond à un véritable besoin.

DU MASSAGE

SON HISTORIQUE, SES MANIPULATIONS
SES EFFETS PHYSIOLOGIQUES ET THÉRAPEUTIQUES

Percurit agili corpus arte tractatrix
Manumque doctam spargit omnibus membris.
MARTIAL, III, 81.

Il n'y a pas jusqu'aux ridicules pratiques des amulettes et de l'homœopathie qui ne vous soient un très utile enseignement.
TROUSSEAU, *Clinique médicale*, Introduction XVII.

PREMIÈRE PARTIE

HISTORIQUE ET DÉFINITION DU MASSAGE, SES MANIPULATIONS

CHAPITRE PREMIER

HISTORIQUE ET DÉFINITION DU MASSAGE

Le massage prit naissance, sans doute, avec les premières idées médicales, car il est incontestable qu'avec la notion de maladie se révéla celle d'y porter remède, et, il est naturel de penser que les remèdes furent primitivement recherchés parmi les objets qui tombent continuellement sous nos sens.

L'exercice et avec lui le massage sont entrés à coup sûr, les premiers, parmi les remèdes à opposer aux maladies.

Cette raison naturelle est d'autant mieux fondée que les premiers qui ont écrit sur l'art de guérir, signalent le massage comme un agent, si connu et si vulgaire à leur époque, qu'il était exercé par les pédotribes dans les établissements gymnastiques. L'on sait que ces établissements tenaient une large place dans l'hygiène des anciens.

Les pédotribes n'étaient pas les seuls à exercer le massage ; les livres hippocratiques eux-mêmes font un devoir absolu aux médecins de savoir le pratiquer et leur tracent les règles qu'ils doivent suivre dans cet art.

C'est pour ces motifs que devant une institution aussi vieille, j'aurais cru tout le monde d'accord sur ce que l'on doit entendre par le mot *massage*, surtout depuis l'article assez ancien publié dans le *Dictionnaire des sciences médicales*, si je n'eusse eu tout récemment la preuve du contraire.

Aussi cette grande diversité d'opinions me détermine à définir immédiatement cet art, me réservant, en traçant son histoire, de faire remarquer les diverses manœuvres qui le constituent et de légitimer ainsi ma définition. Bien mieux, cet historique viendra faire saisir le sens que l'on doit attacher aux termes que j'emploierai et permettra au lecteur de se faire une idée parfaitement nette et arrêtée de ce que l'on doit entendre sous le nom de massage.

Considéré dans ses effets, l'on peut dire d'une manière générale que le massage est l'action d'une personne sur une autre, exercée au moyen de manipulations pratiquées dans le but de guérir une maladie ou de conserver la santé.

Pris dans son action purement physique, le massage est l'art de pétrir le corps avec les doigts, de le frictionner avec la main ou un instrument destiné à cet usage, de le percuter soit avec la main ou un instrument spécial et de faire exécuter aux articulations les mouvements qui leur sont propres ; le tout dans un but hygiénique ou thérapeutique.

La pression, la friction, la percussion et le mouvement, tels sont les quatre termes génériques des diverses manipulations qu'exerce le masseur.

Lorsque Pouteau, Martin, Récamier, etc., etc., ont publié les résultats qu'ils obtenaient du massage, personne ne leur a demandé le sens de ce mot, bien qu'on leur ait contesté les résultats brillants de leur pratique ; il a fallu arriver à ces mois derniers pour voir M. Meding écrire (*Gazette des hôpitaux*, 1862, n° 92) : « Ce mot (massage) comprend aujourd'hui trop, et est si mal compris et exécuté dans tous les bains qu'il ne dit plus rien, et il faudra désormais scinder le massage dans ses différents temps pour en déterminer l'effet. » Il donne ensuite le nom de mouvements synergiques, c'est-à-dire se faisant avec l'assistance d'un individu, à la hachure, la friction, le foulage, le pétrissage, le sciage, le claquement, la lubrification, le frappement, le pointillage ou la vibration pointée, la percussion, la vibration profonde, circulaire et rectiligne, etc. « On s'étonnera, ajoute-t-il encore, de ne pas trouver ici le massage. »

Mais quelle nécessité avons-nous de scinder le massage ? Les raisons qu'en donne M. Meding dans son argumentation sont d'une valeur à peu près nulle, comme on va le voir.

Serait-ce parce que le massage est généralement mal fait et mal compris, selon les expressions de M. Meding, que nous devrions abandonner une pratique qui date des temps les plus reculés et que l'on a trouvée chez tous les peuples même les plus sauvages ?

Sans doute, pour expliquer les effets du massage, il est nécessaire d'examiner l'action de chacune des manipulations en particulier sur les différentes fonctions de notre économie tout entière, pour arriver ensuite à la connaissance des effets de toutes ces manipulations faites en même temps ; mais il n'est nullement nécessaire de scinder le massage pour l'expliquer.

Faut-il dire, comme lui, que le massage comprend trop ? Qu'il déclare pourquoi, et qu'il ne raisonne pas à priori et alors peut-être pourra-t-il convaincre, car la négation d'un fait existant pour tout le monde, sans apport de preuves à l'appui pour le détruire, n'est pas un de ces arguments sans réplique qui entraîne forcément à la conviction de l'auteur qui l'émet.

Cependant il faut tout dire. Que laissera-t-il comme manipulations appartenant au massage, puisqu'il conserve ce nom, s'il ne lui réserve pas ce qui, aux yeux de tout le monde, comme nous le verrons bientôt, constitue le massage? Que M. Meding sacrifie le nom de massage ; qu'il le raye de la thérapeutique et de la kinésithérapie suédoise qu'il vante tant ; ou bien qu'il démontre, puisqu'il tient à le conserver, pourquoi le mot massage comprend trop aujourd'hui et est si mal compris et exécuté.

Mais il se serait bien gardé d'assigner des limites au massage, car l'on aurait vu que, si dans la notice qu'il a publiée sur la gymnastique médicale suédoise, le 15 juillet 1862, il avait fait une part au massage dans les diverses manœuvres qui constituent la gymnastique dite suédoise, il en aurait retranché une partie des mouvements pour les rendre les uns à la gymnastique proprement dite des anciens, d'autres au massage, d'autres enfin à la gymnastique médicale des anciens. Et alors en quoi consisterait cette nouvelle méthode de gymnastique médicale dite suédoise? Qu'aurait-elle créé pour la rendre si supérieure à la gymnastique des anciens? Quel serait enfin le mérite? Quelle serait la gloire qui reviendrait à Ling, l'inventeur de la gymnastique dite suédoise?

Après avoir lu divers écrits sur la gymnastique de Ling, par MM. Barend, Georgii, Dally et M. Meding lui-même, je suis resté convaincu que Ling n'a rien ajouté à la gymnastique des anciens, si ce n'est deux nouvelles dénominations : celles de mouvements passifs-actifs et d'actifs-passifs que les anciens nommaient simplement *mixtes*, ou actifs et passifs à la fois. Les fauteurs de Ling n'ont même pas respecté ces dénominations et les ont changées, avec raison, pour celles de mouvements doubles concentriques et doubles excentriques. Réduite à cette innovation, la gymnastique suédoise ne mérite pas le nom d'une méthode nouvelle. Tout au plus si l'on doit ajouter à notre gymnastique ces nouvelles dénominations de certains exercices. Je ne citerai qu'un mot de M. Berend pour justifier ce que je viens d'avancer. « On peut rapporter aux mouve- » ments passifs et actifs, déjà connus des anciens, les mou- » vements doubles qui caractérisent la gymnastique suédoise. » Ce serait fort injustement que la méthode de Ling s'appro- » priât les grandes et immuables vérités mises en lumière par » les travaux de tant de siècles, alors que tous les meilleurs » auteurs, qui ont étudié et pratiqué la gymnastique, ont » appuyé leurs principes sur ces vérités. Ce que la gymnasti- » que suédoise nous offre de vrai sous ce rapport n'est pas » chose nouvelle. » D'ailleurs, les rapprochements que l'on peut faire de cette méthode avec celle des Indiens, des Chinois et des autres peuples, justifient cette critique sévère mais juste.

Cette petite digression était nécessaire, car plus loin on verra que les mouvements semi-actifs des anciens ou doubles excentriques et doubles concentriques des gymnasiarques suédois, sont des mouvements que le masseur est obligé d'exécuter ou de faire pratiquer par le patient.

Le massage fait partie des exercices passifs des anciens ; M. Meding l'accepte avec tout le monde. Il reconnaît également que certaines manipulations du massage font partie des exercices semi-actifs des anciens, doubles excentriques et doubles concentriques des gymnasiarques suédois ; il ne nous reste qu'à tirer la conclusion que les médecins des temps hippocratiques en avaient tirée déjà, à savoir, que ces mouvements semi-actifs, semi-passifs accompagnés de pressions et de frictions ne sont autre chose que la véritable pratique du massage. D'ailleurs plus humbles que ses fauteurs, Ling indique lui-même le massage dans plusieurs formules de sa kinésithérapie et ne le confond nullement avec la gymnastique dont il le distingue comme les anciens l'avaient fait eux-mêmes ; c'est tout ce que je tenais à constater pour le moment afin de prouver, d'abord que cette pratique, loin de tomber dans l'oubli, est aujourd'hui plus en vogue que jamais dans les gymnases nationaux de Suède, et de l'aveu de M. Meding lui-même, il serait devenu un abus dans les établissements de Paris ; ensuite, que les gymnasiarques qui ont continué l'œuvre de Ling et ce dernier lui-même, n'ont pas eu besoin de scinder le massage pour l'appliquer en thérapeutique et pour en constater les effets, chose que M. Meding trouve si nécessaire !

Je veux bien admettre avec M. Meding qu'à Paris le massage est pratiqué sur une haute échelle, mais il n'en est pas ainsi dans les autres parties de la France. Peut-être est-ce faute de gens capables de le pratiquer que les médecins le prescrivent rarement, car je n'oserais dire qu'ils ignorent ce moyen thérapeutique, qui n'est pas cependant de création récente, et que tous les rebouteurs, dames blanches, souffleuses d'entorses, mettent tous les jours en pratique Sans doute, si son origine n'était pas aussi ancienne que celle des exercices gymnastiques eux-mêmes, il serait moins ignoré, et pourtant il n'est pas d'auteur ancien ou moderne qui ne mentionne le massage comme un des agents thérapeutiques dont on a obtenu des effets vraiment merveilleux !

Les historiens, les poëtes, les voyageurs, tous en font mention. Qu'on lise, en dehors des ouvrages de médecine, les relations du voyage du capitaine Cook dans les îles de l'Archipel ; celles du capitaine Valles ; qu'on lise les diverses histoires de l'Orient ; les *Lettres sur l'Égypte* par Savary ; le *Voyage du jeune Anacharsis en Grèce*, etc., etc., et l'on sera convaincu que cette manœuvre, pour ainsi dire naturelle chez les peuples sauvages, et pratiquée méthodiquement chez les peuples civilisés de l'ancien continent, a peut-être été créée avant la gymnastique régulière et rationnelle !

Quoi qu'il en soit, je vais citer quelques passages prouvant que le massage a été pratiqué dès les premiers âges de la médecine.

« Le médecin, dit Hippocrate (liv. *Des articulations*), à propos du traitement consécutif à la luxation de l'épaule, doit posséder l'expérience de beaucoup de choses et entre autres celle du massage. Le massage resserrera une articulation trop lâche, et relâchera une articulation trop rigide ; mais nous déterminerons les règles du massage dans un autre traité. »

Cette citation suffirait à elle seule pour prouver que déjà à l'époque d'Hippocrate, le massage était parfaitement connu et appliqué en thérapeutique ; Qu'il est regrettable que ce traité, dans lequel Hippocrate a donné les règles du massage, ait disparu ! Cependant, j'ai hâte de le dire, dans quelques autres passages il comble en quelque sorte la lacune. On peut, en groupant les règles disséminées dans ses œuvres, en tirer pour conclusion les diverses manœuvres qui constituent l'art de masser et réparer en quelque sorte la perte que je viens de signaler.

Après cette citation, il est presque superflu d'indiquer d'autres textes anciens attestant l'origine antique du massage. Galien, Antylus, Oribase, parlent du massage, ainsi que j'aurai l'occasion de le montrer en reproduisant quelques passages de leurs écrits. D'après Alpinus, les Égyptiens se servaient aussi du massage. Les jésuites nous ont prouvé que le massage sert même d'agent thérapeutique dans l'Inde et la Chine depuis les temps les plus reculés. Les Romains, dignes continuateurs des Égyptiens et des Grecs, le mirent en pratique aussi, comme le prouvent ces deux vers de Martial :

Percurrit agili corpus arte tractatrix,
Manumque doctam spargit omnibus membris.

M. Piorry dit fort habilement : « Sénèque ne reproche-t-il pas avec amertume aux Romains une coutume dans laquelle on ne peut, ce me semble, méconnaître le massage : *An potius optem ut malacissandos articulos exoletis meis porrigam ? ut muliercula aut aliquis in mulierculam ex viro versus digitulos meos ducat.* »

Ce serait faire preuve de banalité si je ne m'arrêtais pas à ce simple exposé ; d'autres preuves viendront s'y adjoindre dans le cours de mon travail.

Il est donc bien établi que le massage était connu dès les temps les plus reculés, et si M. Rizet avait fait quelques recherches historiques, il n'eût certainement pas exprimé, il y a quelques jours à peine, le doute suivant : « C'est peut-être à tort que la découverte du massage a été rapportée à Fabrice d'Aquapendente. »

D'ailleurs en reproduisant les textes tirés d'un grand nombre d'auteurs anciens et modernes, j'établirai l'antiquité du massage, l'usage hygiénique et médical que l'on en a fait et j'indiquerai les manœuvres qui le constituent chez les divers peuples de l'ancien et du nouveau continent. De ces citations nombreuses résultera l'historique du massage.

Je commencerai par faire cette étude, d'abord chez les Grecs, les Romains et les anciens Égyptiens, puis je citerai des passages de quelques auteurs modernes indiquant cette opération ; je décrirai ensuite le massage chez les Chinois, les Indiens, chez les habitants primitifs des îles de l'Archipel, chez les peuples actuels de l'Afrique et de l'Égypte, enfin chez les Russes, les Finlandais, les Turcs, et les autres peuples de l'Europe. De ce tout, je ferai ressortir des manœuvres communes qui permettront de déterminer facilement ce qu'on doit entendre par le massage. En décrivant ces manœuvres, j'indiquerai les légères modifications que les modernes y ont apportées, ce qui m'amènera à donner les règles du massage selon la méthode usitée dans les divers établissements français.

Afin d'exécuter ponctuellement ce programme, je partagerai les temps qui nous ont précédés en trois périodes :

La première période, ou *période d'innovation*, sera caractérisée par l'institution de cette pratique qui, d'abord tout empirique, devint ensuite partie constituante de la thérapeutique des anciens. Pour arriver à ce haut degré de perfectionnement, les manœuvres du massage durent subir une infinité de modifications, ainsi qu'il en est pour toutes les choses qui passent des mains inexpérimentées entre celles des personnes susceptibles de leur assigner certaines règles et de les rendre à la fois plus simples, plus faciles et plus profitables. Cette période s'étend jusqu'à l'invasion des barbares.

La deuxième période, ou *période de rénovation*, prend naissance avec le XVIe siècle, époque à laquelle on fit tant d'importantes recherches. Ce fut pendant cette époque que l'on déterra tout ce qu'avaient fait les Grecs, les Égyptiens et les Romains. Cette période a pour caractère de ne rien créer. Peu soucieux des raisons qui avaient pu déterminer à suivre les pratiques innovées dans la période précédente, les auteurs, dans cette deuxième période, se contentent de dire : les anciens ont fait. Pas un seul d'entre eux, si ce n'est vers la fin de cette période que je fais arriver jusqu'à la fin du dix-huitième siècle, ne s'est demandé raison des effets qu'il désirait obtenir en suivant les préceptes de ses devanciers.

La troisième période, que je fais commencer avec le dix-neuvième siècle, est une période que je nomme *période de perfectionnement*. C'est dans cette période que nous verrons les auteurs s'inquiéter des causes physiologiques et anatomiques des effets obtenus par le massage et les divers exercices. C'est donc la vraie période de progrès, et elle mérite seule le nom de période de perfectionnement.

C'est dans cette période que je comprendrai le massage chez les peuples restés éloignés de toute relation avec les peuples de l'ancien continent, par la raison bien simple que ces peuples ont conservé religieusement les préceptes indiqués par leurs livres sacrés, et que dès lors ils n'ont pu y apporter le moindre perfectionnement et n'ont en quelque sorte qu'une seule période historique. Le rapprochement que je ferai de leur méthode avec la nôtre permettra de juger des légères modifications que les temps ont pu apporter au massage.

§ 1. — PÉRIODE D'INVENTION

Recherches dans les écrits des anciens

Œuvres d'Hippocrate. — « Le médecin doit posséder l'expérience de beaucoup de choses, et entre autres celle du massage..... Il convient de masser l'épaule dans cet état avec des mains douces et dans tous les cas avec ménagement. On communiquera des mouvements à l'articulation avec violence, mais autant que cela se pourra sans douleur. » (Trad. Littré, vol. IV, f° 103.)

A propos des luxations et entorses, diastases : « On emploiera des bandes....., les extensions, les frictions, les redressements. » (Vol. III, f° 329.)

« Celui qui prend un bain doit être paisible, garder le silence et ne rien faire par lui-même, mais il laissera les autres l'arroser et le frictionner..... On se servira, pour le sécher, d'éponges ou de brosses, et l'on oindra d'huile le corps avant qu'il soit sec. » (Vol. II, f° 367.)

« A Élis, la femme d'un jardinier. Une fièvre continue la saisit ; buvant des remèdes évacuants, elle ne fut aucunement soulagée. Dans le ventre, au-dessous de l'ombilic, était une dureté s'élevant au-dessus du niveau et causant de violentes douleurs ; cette dureté fut *malaxée* fortement avec les mains enduites d'huile ; ensuite du sang fut évacué en abondance par le bas. Cette femme se rétablit et guérit. » (Vol. V, f° 205).

M. Littré fait suivre cette observation d'une argumentation si intéressante au point de vue de l'histoire du massage, que je ne puis résister au désir de la transcrire littéralement ainsi qu'il suit :

« De la pression exercée sur le ventre avec les mains. Il est dit (*Ép*. II, 6, 26) si l'hypochondre est tendu, presser avec la main et donner un bain. Praxagore employait une pratique analogue pour l'*iléus* produit par engouement. Dans ce cas, dit Cœlius Aurelianus (*Ac. morb*., III, 17), où le cæcum rempli de matières fécales était devenu une poche, Praxagore pressait avec les mains, fatiguait le malade.

» On trouve des traces de cette habitude de presser le ventre (*Ép*. IV, 45), où l'auteur dit que le gonflement des hypochondres, s'il se produit des borborygmes, quand on le presse avec la main, n'est pas de mauvaise nature. C'est encore, sans doute, à une pratique de ce genre qu'il a fait allusion dans une phrase obscure (*Ép*. IV, 56) : « même pratique que dans le cas de la femme du jardinier » (*Ép*. V. 1). Il paraît résulter de là que les médecins hippocratiques avaient l'usage, dans le cas de gonflements abdominaux et sans doute aussi dans le cas d'iléus, de presser l'abdomen avec les mains. Cette pratique, comme on le voit dans la citation de Cœlius Aurelianus, se retrouvait dans Praxagore. Praxagore fut maître d'Hérophyle et appartient, par conséquent, aux temps qui ont précédé la formation de l'école d'Alexandrie. »

De l'examen de ces divers textes, je conclus que le massage se composait, pendant les temps hippocratiques, de malaxations, de pressions, de frictions sèches ou avec de l'huile, ou à l'aide de la brosse ou d'une éponge, et enfin de mouvements imprimés aux articulations allant jusqu'à la douleur. De l'annotation de M. Littré, il résulte que le massage date d'avant l'école d'Alexandrie et d'Hippocrate ; ce qui confirme l'opinion que j'avais annoncée plus haut lorsque j'ai dit que le massage remontait aux temps les plus reculés.

Dans le *Traité de gymnastique* de Philostrate, nouvellement découvert et traduit en 1858 par M. Daremberg, il est question des mouvements et des frictions tels que les pratiquaient les malaxeurs et les frictionneurs. Le phénicien Élix, par cette pratique « devint plus admirable qu'on ne saurait le dire ». Le massage était donc appliqué en hygiène et en thérapeutique.

Nous ne parlerons pas d'un autre art qui, chez les anciens peuples civilisés, occupait un rang aussi important que la médecine et l'hygiène. Le texte que je viens d'emprunter à Philostrate et quelques autres passages que je citerai plus loin, prouvent trop bien que le massage était utilisé à grands frais dans les lieux de débauche.

Œuvres d'Oribase. — Dans son chapitre sur les exercices, tiré de Galien, après avoir énuméré diverses manœuvres, Oribase ajoute (vol. I, fol. 473, trad. Daremberg) : « Il y a des milliers d'autres exercices... L'expérience et l'habitude de tous ces exercices se trouvent chez le pédotribe. » — Meursius, dans sa classification des exercices, nous apprend que le pédotribe massait les enfants pour leur rendre les mouvements plus libres et les membres plus souples.

Plus loin, Oribase parle de la friction apothérapique que je vais donner presque *in extenso*, parce que nous y trouverons parfaitement décrit les mouvements doubles concentriques et doubles excentriques qui, si l'on s'en rapportait à M. Meding, auraient été inventés par Ling. Poursuivant donc sa description Oribase dit : « La dernière partie de tout exercice qui se fait comme il faut, s'appelle apothérapie. Elle a deux buts, celui d'évacuer les superfluités et de préserver le corps de la fatigue. Le premier lui est commun avec l'exercice considéré comme un tout, car nous disions que l'exercice avai en tout deux buts, celui de renforcer les parties solides du corps et celui d'évacuer les superfluités. Le but propre de l'apothérapie est de combattre et d'empêcher la fatigue qui suit habituellement les exercices les plus ou moins immodérés, et la nature du but nous indiquera comment il faut faire l'apothérapie, car, comme l'on se propose d'évacuer exactement les superfluités des parties solides de l'économie qui, après avoir été échauffées et atténuées par l'exercice, restent encore dans l'organisme, il faut employer la friction qui se fait par un grand nombre de mains changées avec rapidité, afin qu'autant que possible aucune partie de l'individu que l'on frictionnera ne soit à découvert. On doit tendre, pendant la friction, les parties que l'on frotte, et, en outre, on prescrira ce que l'on appelle rétention du souffle. Il faut verser beaucoup d'huile sur le corps de celui qu'on frotte, car cette huile aide à la rapidité et à la douceur de la friction, et en même temps elle procure un autre avantage très considérable, celui d'affaiblir la tension et de ramollir les parties qui se sont fatiguées pendant les exercices un peu forts. Que la friction tienne le milieu entre la friction rude et la molle, ce qui constitue en effet, la friction moyenne ; ceci aura lieu si les mains de celui qui frotte sont fortement appliquées, de sorte que la pression qu'elles causent se rapproche en quelque sorte de la friction rude. Il faut modérer la quantité de l'huile et la rapidité des mouvements des mains jusqu'à ce que la friction tienne exactement le milieu. Nous sommes d'avis de tendre alors les parties que l'on frotte pour évacuer à travers la peau toutes les superfluités qui se trouvent entre elle et la chair sous-jacente. C'est pour la même raison qu'une partie importante de l'apothérapie consiste dans la rétention du souffle qui se fait par la tension de tous les muscles de la poitrine et le relâchement de tous ceux du ventre et du diaphragme ; ainsi les excréments seront poussés vers le bas. En second lieu il faut, pour soumettre à l'apothérapie les viscères sous-diaphragmatiques, recourir à l'espèce de rétention de souffle qui tend modérément les muscles du ventre ; c'est pour obtenir le même effet qu'il convient d'employer les frictions opérées par des enroulements de bandes autour du corps. Celui qu'on frotte doit se roidir contre tous les mouvements des bandes... Souvent enfin étant placé derrière le progymnaste, il enlacera ses jambes, tantôt l'une, tantôt l'autre autour du progymnaste, avec une certaine tension qui ne doit pas être trop forte. Dans cette position, il doit être frotté par des gens qui le massent convenablement, car c'est la meilleure manière de conserver l'augmentation de la chaleur qu'il doit à ses exercices, et en même temps d'évacuer les superfluités par ses tensions et ses mouvements propres... Quant à l'humidité produite par excès de boissons, il n'y a que les frictions sèches avec du linge de coton ou des gants qui la guérissent, quelquefois aussi celles qui se font avec les mains toutes seules... S'il existe quelquefois un sentiment de fatigue ou s'il survient une sécheresse trop grande dans les muscles qui forment ses parois (ventre), il faut oindre modérément en malaxant doucement. »

Dans un passage tiré d'Hérodite on ne peut s'empêcher de reconnaître le massage tel qu'il est décrit par les voyageurs qui ont visité les mers du Sud et que je rapporterai plus loin :

« La friction (vol. I, f° 497) doit être pratiquée chez les sujets jeunes et de petite taille par quatre hommes et par six hommes chez ceux qui ont atteint l'âge viril et qui ont une taille plus élevée. Les uns frotteront les membres supérieurs jusqu'aux doigts ; d'autres le tronc jusqu'aux pieds. Après avoir versé sur le corps le mélange gras, on doit frictionner chaque partie en passant les mains de haut en bas ; ensuite on couchera le malade sur le ventre et on le frictionnera de la même manière. Au commencement la friction devra être légère et lente, ensuite elle devra être rapide et accompagnée de pressions, tandis que vers la fin la friction redeviendra douce. Ceux qui frottent doivent aussi malaxer la tête et le cou, après avoir versé dessus du mélange gras. »

Enfin dans le passage suivant tiré du deuxième volume, folio 399, le massage est également décrit : « Souvent on a affaire à des individus qui sont sensibles au froid lorsqu'ils se déshabillent ; il faudra, quand ils ont encore leurs vêtements sur le corps, leur donner des mouvements... Après cela on produira une rubéfaction au moyen de frictions intenses avec des linges rudes, poussées jusqu'au *massage* et pratiquées en partie par les baigneurs eux-mêmes et en partie par d'autres individus. La meilleure méthode pour cela est de donner aux esclaves des gants faits avec du linge, autrement il se produit quelquefois des excoriations, attendu que l'opération se fait inégalement par suite du plissement du linge. Puis les baigneurs devront être frictionnés à sec, en partie avec les mains nues, en partie avec celles d'autres individus. En effet, outre que cette pratique réchauffe, cela donne aussi un ton admirable aux parties... Après cela on se rougira le corps en le raclant fortement avec des strigils qui ne doivent pas être trop obtus ; de cette façon on renforce et on lisse la surface du corps. »

Oribase, auquel j'ai emprunté ces divers extraits, vivait du temps de l'empereur Julien vers l'an 360 de notre ère. Il semblera surprenant à quelques-uns de passer du temps d'Hippocrate aux œuvres d'Oribase ; mais comme ce dernier n'a fait que résumer en quelque sorte les œuvres de ses devanciers, j'ai cru pouvoir passer d'Hippocrate à Oribase. Au reste il a lui-même la précaution d'indiquer les ouvrages auxquels il fait ses emprunts et les citations que j'ai faites sont tirées de Galien, d'Hérodite et d'Antylus.

Quelles conclusions tirerons-nous des textes que j'ai rapportés ? Les voici :

Dans le premier article, Oribase cite le pédotribe comme connaissant des milliers d'exercices qu'on met en pratique ; or, Meursius nous apprend, de son côté, que le pédotribe (briseur d'enfants), le premier des officiers occupant l'échelon inférieur de la hiérarchie des officiers palestriques, avait pour fonctions d'apprendre aux enfants à exécuter toutes les inflexions, tous les mouvements possibles dans des conditions déterminées et de pratiquer le massage propre à assouplir les membres. Il les prédisposait ainsi à recevoir avec plus de fruit et sans danger de luxation ni de fracture les leçons du xystarque ou deuxième officier palestrique. Il semble que les fonctions du pédotribe avaient une grande analogie avec les manœuvres qu'opèrent nos bateleurs sur leurs jeunes enfants auxquels ils apprennent à exécuter des mouvements si variés et si souples et à prendre des positions, des attitudes à nul autre possibles.

Dans les articles suivants, Oribase, d'accord avec Galien, indique la friction, la pression, la malaxation, le massage en un mot ; mais il ne décrit que les divers genres de frictions, et la faculté et le devoir quelquefois de pratiquer des onctions.

Plus explicite en citant des extraits d'Hérodite et d'Antylus, il parle de la malaxation et de la friction du cou et de la tête comme Récamier, et en ces derniers temps, M. Bouvier et bien d'autres les font pratiquer dans certains torticolis, le premier sous le nom de massage, et M. Bouvier sous le nom de manipulation. Je me borne ici à faire ces rapprochements que j'aurai l'occasion de rappeler plus bas.

Enfin, dans la dernière citation, Oribase ne dit-il pas que les frictions intenses doivent être poussées jusqu'au massage, et qu'après cela on doit racler fortement le corps avec les strigils.

Chose bien remarquable, dans les divers passages que je viens de citer, on voit que le massage fait partie de la gymnastique et de la thérapeutique des anciens, et qu'il consiste dans les frictions sèches ou avec un corps gras, dans des pressions, des malaxations et dans le raclement de la peau avec les strigils. Il n'est pas question des mouvements imprimés aux articulations allant jusqu'à la douleur, comme les a fort bien indiqués Hippocrate ; mais comme le pédotribe était chargé de mouvoir les articulations des enfants, d'un autre côté, comme c'étaient les esclaves frotteurs qui massaient et frictionnaient, bien qu'il ne soit pas fait littéralement mention de cette manœuvre dans les quelques textes que j'ai cités, il n'en est pas moins certain que, conseillant les frictions par les esclaves frotteurs, l'indication se trouve suffisante. Une fois donc qu'on s'était livré à ces derniers, on était frictionné, frotté, malaxé, raclé, brossé, essuyé ; on était massé en un mot. Le massage faisait partie de leurs fonctions, puisque Hippocrate dit d'une manière formelle que par eux les muscles étaient pétris, les articulations tirées et mues selon leurs mouvements propres. Ils connaissaient donc les manœuvres du massage, ils massaient ainsi que le dit Hippocrate dans plusieurs passages.

D'ailleurs dans ces textes divers : Galien, Hérodite, Antylus, Oribase n'ont pas l'intention d'indiquer les règles du massage ; leur but se borne à désigner seulement les divers traitements qui conviennent dans certains cas, et en nommant le massage, ils entrent, sans avoir l'intention de les décrire, dans quelques détails sur les manœuvres qui le constituent.

Je pourrais citer de nombreux passages tirés des écrivains célèbres grecs et latins, ainsi que j'en ai indiqué deux de Martial et de Sénèque, mais ils trouveront leur place ailleurs, ces écrits pouvant être accusés d'être de simples vues d'esprit de littérateurs plutôt qu'un argument sans réplique attestant l'existence du massage. Ne peut-on pas dire en effet que les littérateurs anciens pouvaient ne pas posséder des connaissances suffisantes pour indiquer les manœuvres et les effets de cet agent spécial de la thérapeutique !

Si les lecteurs désirent d'autres notions qui ont bien leur intérêt, sur les bains publics des anciens, sur les lieux de débauche, sur les magiciens, les sorciers, les philtres, ils n'auront qu'à consulter l'ouvrage de M. Rouyer (*Études médicales sur l'ancienne Rome*). Ils trouveront dans cet ouvrage des détails très étendus sur l'art de réparer les outrages du temps, tirés des poètes érotiques.

Je devrais, avant de me rapprocher davantage de notre époque, rechercher si les autres peuples de l'antiquité avaient décrit le massage, mais des raisons que je suis tenu d'exposer maintenant m'ont forcé à ne pas suivre l'ordre chronologique absolu.

Il ne peut faire doute pour personne que les plus anciens peuples du monde ont connu le massage. Certainement les Indiens et les Chinois ont été les premiers peuples qui l'ont mis en pratique ; le *Cong-Fou* des Tao-ssé en fait foi. De l'Asie, cette pratique dut se propager d'un côté vers l'Amérique, où nous la retrouvons dans toute sa naïveté grotesque, d'un autre côté, vers l'occident. Les Égyptiens furent sans doute les premiers qui le mirent en pratique dans l'ancien monde civilisé, et, après eux, les Grecs et tout le reste de l'ancien monde.

En retrouvant cette pratique écrite et bien détaillée dans les livres sacrés de l'Inde, il est facile de concevoir comment elle a pu se propager dans l'univers entier, et comment, après la découverte du nouveau monde, on a pu trouver ces mêmes manœuvres chez les peuples primitifs de l'Amérique et de l'Océanie.

Si je n'ai pas commencé par exposer le massage chez ces divers peuples, c'est parce que, chez eux, il a conservé toute son originalité primitive. C'est aussi par l'exposition des manœuvres qui le constituent chez ces divers peuples que je terminerai le tableau de mes recherches historiques. Il me sera alors plus facile de comparer leur pratique avec celle des masseurs modernes.

J'arrête ici la première période appelée avec raison période d'invention pour rechercher les traces de ces manœuvres déjà bien connues dans les divers écrits des médecins du seizième siècle. Dans cette période, nous trouverons le massage abandonné à des mains le plus souvent ignorantes et qui l'accompagnent toujours d'un certain cachet mystérieux. Je commencerai, avec les médecins du seizième siècle, la deuxième période dite de *rénovation*. Pendant sa durée, rien n'a été imaginé; aucune manœuvre n'a été ajoutée à celles des anciens.

Mais cette époque a le mérite d'avoir formé des hommes qui n'ont rien inventé, mais qui se sont mis courageusement à l'œuvre pour réédifier l'édifice construit à grand'peine par les anciens et détruit en peu de temps par les barbares.

§ II. — PÉRIODE DE RÉNOVATION

Recherches dans les écrits des auteurs modernes

Cette période s'étend jusqu'au dix-neuvième siècle à peu près; cependant le principe bien avéré : *Natura non facit saltus,* vrai pour toute chose, ne lui assigne pas la limite rigoureuse que j'ai semblé préciser. J'ai rapporté à la troisième période beaucoup d'écrits qui ont paru, soit pendant la première, soit pendant la deuxième période. C'est pour donner plus d'unité, plus de liaison à mon travail que j'ai dû, tout en le scindant par périodes, abandonner quelquefois le rigorisme chronologique ; aussi ne devra-t-on pas s'étonner si, avec les œuvres contemporaines qui constituent la troisième période, je fais mention d'écrits qui ne datent pas de moins de 2698 ans avant notre ère, et font pour les chronologistes rigoureusement partie de la première période.

Dans cette période, nous trouverons les noms des médecins les plus illustres ; et au point de vue qui m'occupe, je leur reconnais les caractères suivants :

Tous ont résumé l'état de la science à leur époque ; ils ont entassé à grands frais les divers matériaux que leur ont fournis et les papyrus et les monuments et les traditions, pour nous transmettre précieusement les travaux de leurs devanciers ; et comme il sera facile de s'en convaincre, le massage et avec lui la gymnastique médicale sont arrivés, sans addition aucune, jusqu'à l'époque moderne. On peut même dire que, malgré les travaux de ces auteurs, si la gymnastique médicale n'était pas abandonnée, elle était du moins prescrite bien rarement. D'ailleurs la gymnastique et ses divers exercices ne s'étaient conservés que dans les traditions de certaines familles qui passaient pour avoir le secret de la guérison de certaines maladies.

Une méthode qui a trait au massage naquit pour ainsi dire pendant cette période ; je veux parler de la méthode iatraleptique. Sans doute on faisait des frictions et des onctions bien auparavant, et j'en ai donné les preuves ; mais les frictions médicamenteuses, bien qu'usitées auparavant, n'ont constitué une véritable méthode thérapeutique qu'à cette époque. Et nous savons tous ce que la médecine a eu le droit d'exiger d'elle, surtout entre les mains de Cirillo.

Déjà vers la fin de cette période, au dix-septième siècle, la gymnastique médicale, avec tout son cortège d'exercices actifs, passifs et mixtes, avait secoué depuis quelque temps ses cendres tumulaires ; déjà des esprits droits, comme Hoffmann, Tissot, avaient tâché de la sortir de l'empirisme des gymnasiarques précédents pour donner des règles physiologiques et thérapeutiques des exercices gymnastiques ; mais ces travaux ne furent qu'une ébauche ; ce n'est vraiment que depuis le dix-neuvième siècle, époque de rénovation générale, que la gymnastique médicale des anciens a reçu une nouvelle impulsion en s'appuyant sur une base immuable et ferme fournie par l'anatomie et la physiologie, véritables conquêtes contemporaines, deux fleurons de la gloire médicale de ce siècle.

La gymnastique médicale, appuyée sur ces bases fortes et solides, s'est d'abord répandue en Suède et en Allemagne, puis en Angleterre ; mais en France, malgré les efforts de certains esprits droits, elle est restée bien longtemps sous le domaine de l'empirisme. Ce n'est qu'après de longs efforts, ce n'est que grâce à la persévérante énergie d'un grand nombre de personnes notables, soit dans la gymnastique, soit dans l'orthopédie, soit dans la médecine, que l'on a admis les diverses manœuvres gymnastiques dans nos hôpitaux.

Bien que de nombreuses observations sur les bienfaits du massage, dans certaines affections, eussent été communiquées à l'Académie et aux autres sociétés savantes ; bien que des médecins, s'alarmant de la proportion énorme que prenait la clientèle d'un empirique qui massait en 1833, à Orléans, eussent réclamé du tribunal correctionnel une condamnation contre Moltenot ; bien que Récamier et ses élèves, Séguin et Maisonneuve, l'eussent prôné devant toutes les sociétés savantes ; bien que, de nos jours encore, les médecins les plus distingués de Paris ordonnent très souvent le massage, celui-ci n'en est pas moins encore sous le domaine de l'empirisme, et cela parce que les médecins se contentent d'en indiquer les résultats thérapeutiques, sans interroger la physiologie et l'anatomie pour leur en demander raison. Cependant, j'ai hâte de le dire, ce siècle a la tendance que je viens d'indiquer, et déjà les physiologistes et les gymnasiarques ont donné des explications satisfaisantes des effets des exercices corporels, actifs, passifs ou mixtes. MM. Sarlandières, Piorry, Trousseau et Pidoux, etc., sont entrés dans quelques détails sur cette matière, et pour n'en citer qu'un autre, M. Blache, par l'organe de son rapporteur M. Bouvier, a pu dire *(Mém. Acad. de méd.,* 1855) que, dans la plupart des cas, la gymnastique ne le cède en efficacité à aucun des autres modes de traitement de la chorée, et qu'elle n'a point les inconvénients attachés à plusieurs d'entre eux.

Je dois faire remarquer que ces conclusions ne prouveraient rien en faveur du massage, si l'on ne s'en rapportait pas au mémoire lui-même de M. Blache, mémoire dont je citerai de nombreux extraits quand je parlerai du massage dans la chorée, et dans lequel M. Blache déclare qu'après chaque séance de massage le malade éprouve beaucoup de bien-être.

Ce résumé à grands traits de la marche de la gymnastique et avec elle des exercices passifs et du massage, facilitera l'étude de ce dernier pendant la période de rénovation. Je vais donc maintenant, revenant sur mes pas, citer les divers auteurs qui, pendant cette deuxième période, ont écrit sur le sujet qui m'occupe.

En 1567, par ordre du roi Henri II, Du Choul, conseiller du roi, fit un travail très curieux et très fidèle sur les bains et antiques exercitations grecques et romaines. Il décrivit les bains des anciens, le frigidaire, le baptistère, l'onctuaire, l'hypocauste, la piscine chaude, le zètes, le stibade et l'héliocamine. L'onctuaire, dit-il, était une habitation agréable et élégante qui se trouvait pleine de délicates et précieuses onctions. Il décrit ensuite la gymnastique et ses principaux exercices.

Son travail est très important, parce qu'il rappelle les diverses pratiques en usage dans les bains, et il nous annonce, ce que j'avais déjà dit à propos des anciens, que, dans ces bains, il s'y trouvait des esclaves chargés de pratiquer le massage.

Mercurialis, dans son traité *(De arte gymnastica,* 1573*)*, ne s'occupe que de la gymnastique qu'il essaye, à l'image de Du Choul, de remettre en honneur. Il donne de la gymnastique une définition très large, quand il dit : « Quod gymnastica » est quæ omnium exercitationum facultates movit, aut potius » quod gymnastica ars est scientia potentia omnium exerci» tationum. » Puis il décrit les divers exercices tant actifs que passifs et mixtes, et il n'oublie pas de décrire les diverses frictions et massages qu'on exécute dans les bains. Il cite ensuite le vers de Perse (sat. v), qui indique l'usage du strigil :

I puer et strigiles crispini ad balnea defer.

Cet instrument est encore en usage aujourd'hui et j'en parlerai quand je traiterai de l'arsenal du masseur.

Ambroise Paré publia ses œuvres en 1575. Dans son introduction (Malgaigne, 1840), au chapitre XV relatif au mouvement et au repos, il dit que la friction était en grande estime chez les anciens et encore de son temps. Il décrit trois ordres de frictions : la douce, la moyenne et la rude, et les effets de chacune d'elles. La même idée domine cette description que celle qu'en donne Oribase, d'après Galien.

Quelques années après lui (1582), Joubert publia ses œuvres latines. Il décrivit les exercices gymnastiques, les bains, les onctions, la friction préparatoire, l'action du strigil et l'apothérapie. Il y a eu, dit-il, un grand nombre d'écrits, l'un, entre autres, de Dionis, qui avait pour titre : *Des frictions et des exercices*, mais tous ces écrits sont perdus.

Il est inutile de dire que toutes les fois qu'il est question de bains avec frictions, onctions, emploi du strigil et de l'apothérapie, le massage aussi en fait fatalement partie essentielle.

Paracelse (*Libri de vita longa*, 1583) se contente de vanter les exercices comme indispensables pour se bien porter.

Alpinus (*Medicina ægyptia*, 1591), dans le chapitre XVIII sur les frictions en usage dans les bains égyptiens, dit à Guilandinus, son élève : Les frictions sont tellement en usage chez les Égyptiens que personne ne se retire d'un bain sans être frictionné *(fricatus)*. Pour cela on étend la personne, puis on malaxe et l'on presse de diverses manières avec les mains les diverses parties du corps. On fait ensuite exécuter des mouvements aux diverses articulations. On pratique ces manœuvres en avant d'abord, puis en arrière, sur les côtés, enfin de toutes parts. Puis, prenant les mains, on pratique sur elles les mêmes manœuvres ; on fléchit et l'on étend ensuite les diverses articulations de la main, puis de chaque doigt en particulier. Enfin on pratique les mêmes manœuvres sur les avant-bras, les bras, les épaules, le cou, la poitrine, le dos, qu'on fait fléchir de tous côtés. On ne se contente pas de fléchir, d'étendre et de masser les articulations, on exerce aussi les mêmes pressions, les mêmes frictions sur tous les muscles.

Cette citation que j'ai abrégée en la traduisant ne peut laisser de doute sur les manœuvres du massage. Cette description sera complétée quand, dans la troisième période, je citerai les lettres de Savary sur l'Égypte.

En 1595, Faber de Saint-Jory publia son *Agonisticon*. Il décrivit avec beaucoup de détails les divers exercices gymnastiques des anciens, et dans le troisième livre il parla des frictions, des onctions et de l'apothérapie d'après Galien.

Or celle-ci nous est parfaitement connue d'après les écrits d'Oribase.

En résumé, on peut dire que jusqu'à la fin du seizième siècle, les divers auteurs qui se sont occupés des exercices corporels, parmi lesquels ils comprennent le massage, n'ont dirigé leurs efforts que vers un but unique, celui de scruter, de rechercher dans les écrits de leurs devanciers quels étaient les divers exercices gymnastiques, comment ils les pratiquaient ainsi que le massage. C'est donc une période préparatoire, une période de recherches, mais non d'innovation. Elle a pourtant son mérite, car elle a préparé l'œuvre pour les siècles suivants, ainsi que nous allons le voir pour les auteurs du siècle qui la suivit.

Pendant le dix-septième siècle, Guyon, Borelli, Paullini, entre autres, continuèrent les anciennes traditions et regardèrent comme indispensables à la santé les exercices corporels actifs, passifs ou mixtes.

On trouve dans le *Miroir de la beauté* de Guyon (1615), bon nombre de fois l'exercice et les frictions conseillés ; il faut se faire frotter doucement le corps avec les mains de quelque personne qui les ait douces.

Borelli fut le fondateur de l'école iatro-mathématique. Il rendit de grands services en appliquant la statique et les mathématiques à la théorie du mouvement musculaire (*De motu animalium*, 1681).

Le titre seul de l'ouvrage de Paullini (*Flagellum salutis*, 1698) suffirait pour prouver l'importance qu'on attachait à certaines manœuvres et tout ce que les libertins pouvaient en espérer. Paullini cite des passages historiques prouvant que la flagellation, la percussion, le claquement, l'ébranlement ont guéri de la mélancolie, de la folie, la paralysie, l'épilepsie, la surdité, le mal de dents, la luxation maxillaire, le mutisme, le goître, l'esquinancie, l'empyème, la pleurésie, les écrouelles, le hoquet opiniâtre, les maladies abdominales, les irrégularités menstruelles, la goutte, les fièvres, etc., etc. Sans trop s'arrêter sur ces nombreuses guérisons prétendues, ces citations n'en méritent pas moins d'être prises en considération.

Le dix-septième siècle, ainsi que je l'avais fait pressentir, se fait remarquer par un élément nouveau. Non seulement les auteurs s'efforcent de retracer derechef les exercices divers des anciens, mais encore ils insistent sur les propriétés physiologiques et thérapeutiques de certaines manœuvres. C'est ainsi qu'on voit Guyon citer les règles pour acquérir toute la beauté physique que l'on est en droit d'attendre d'une bonne hygiène et que Paullini offre aux libertins comme aux personnes souffrantes un remède très efficace, la flagellation, la percussion, le claquement, etc. Ne voyons-nous pas, dans le détail de ces manœuvres, la description à peu près complète du massage.

Abordons maintenant le dix-huitième siècle, bien plus fécond encore que ses prédécesseurs. Pendant ce siècle, en effet, bon nombre d'auteurs se sont occupés des divers exercices gymnastiques et en particulier de la gymnastique médicale. Je ne citerai que les plus importants, parmi lesquels sont : Hoffmann, Andry, Sabatier, Tissot et Meibomius.

Hoffmann (*Dissertationes physico-medicæ*, 1708) dit que l'exercice est la meilleure médecine du corps : *motus optima medicina corporis*. Après avoir dit dans sa deuxième dissertation que l'exercice et le travail sont le mobile de la santé, il ajoute : On ne peut se figurer combien ils sont salutaires et favorables à la santé : l'exercice corporel excite le mouvement des esprits, facilite les excrétions du sang et des humeurs ; puis il cite à l'appui de son opinion Hippocrate, Cicéron, Suétone, Tacite, Celse, etc. Enfin dans sa sixième dissertation, il décrit les mouvements passifs, actifs et mixtes des anciens, ainsi que l'apothérapie. Or l'apothérapie, d'après la description qu'en a donné Oribase en l'empruntant à Galien, comprenait dans ses manœuvres l'opération du massage. Il est donc certain qu'à son tour Hoffmann a contribué pour une large part, à la vulgarisation du massage.

En 1741, Andry publia deux volumes sur l'orthopédie, et dans le passage suivant il indiqua suffisamment le massage : Pied dont le talon ne touche pas aisément à terre (t. I, folio 178). « Si le mal ne vient pas d'un estropiement, on peut y remédier par les remèdes propres à ramollir les tendons et les muscles, c'est de frotter la jambe depuis le jarret jusqu'au-dessous du talon, avec l'huile de vers, matin et soir, et après avoir continué plusieurs jours ces frictions, qui doivent se faire avec la main nue... Pour faire les mouvements, le malade devra être couché tout le long et à la renverse sur le plancher. Deux hommes forts lui pratiqueront les divers mouvements... Les frictions seront faites comme les rappelle Alpinus. »

J'ai déjà dit qu'Alpinus a décrit les divers massages et manipulations qui se pratiquaient dans les bains de l'Égypte ancienne. Il n'est donc pas nécessaire de reproduire de nouveau ces descriptions.

Après Andry vint Sabatier, qui, en 1772, dans son travail sur les exercices du corps chez les anciens, décrivit tous les mouvements actifs, passifs et mixtes qu'il est inutile de rappeler.

Cette publication fut bientôt suivie d'une autre, bien autrement importante, sortie de la plume de Tissot, je veux parler de sa *Gymnastique médicinale et chirurgicale* ou *Essai sur l'utilité du mouvement ou des différents exercices du corps et du repos dans la cure des maladies*, 1780. Cet ouvrage, au point de vue qui m'occupe, est un des plus importants du dix-huitième siècle, et nécessite une analyse courte, mais rigoureuse.

Il définit la gymnastique : cette partie de la médecine qui enseigne la manière de conserver ou de rétablir la santé par l'usage de l'exercice.

« Asclépiade (folio 3) pratiquait la médecine sans l'aide des médicaments. De son temps, il n'y avait que cinq choses desquelles on usait en toutes sortes de maladies, savoir : Faire diète de boire et de manger ; frotter les corps, faire exercice, se promener à pied et à cheval, faire bercer le malade pour l'endormir. » Asclépiade et Médée faisaient pratiquer à leurs malades à peu près les mêmes exercices qu'Esculape aux siens, et, selon le témoignage de Platon, Hérodicus alla plus loin et fut le premier qui fit un art de la gymnastique appliquée à la santé... Ceux qui vinrent après Hérodicus et Hippocrate embrassèrent avec tant d'ardeur la gymnastique médicale qu'il n'y en eut aucun qui ne la jugeât une partie essentielle de la médecine... Nous n'avons plus les écrits que Dioclès, Praxagore, Asclépiade, Théon, Diotine et plusieurs autres avaient composés sur cette matière ; mais ce qui s'en trouve dans Galien et dans les auteurs qui les citent suffit pour nous convaincre que la gymnastique médicale était dans la plus grande estime et du plus grand usage chez les anciens. Les modernes n'en ont pas moins fait de cas sans doute. La preuve en est en descendant de siècle en siècle jusqu'à nos jours, nous trouvons Galien, Celse, Oribase, Ætius, Mercurialis, Massilius Cognatus, Sanctorius, Rivinus, Sthal, Jonsthon, Fuller, Sydenham, Baglivi, Boerhaave, van Swieten, en un mot tout ce qu'il y a eu de grands maîtres et d'excellents praticiens... D'ailleurs le repos a du danger. Plempius dit : « Uti » aquæ divides putrescunt, ita et corpora nostro corrumpi otio » atque ignavia. »

Ovide dit également :

> Cernis ut ignaviam corrumpant otia corpus.
> Ut vitium capiant, ni moveantur aquæ.

Horace :

> Mollis inertia cur tantam diffuderit oblivionem sensibus.
> Pocula letheos ut si ducentia somnos aronte fauce traxerim ?

Passant au traitement des entorses, folio 255 : « On a proposé bien des moyens de guérison, dit-il ; il en est un auquel on n'a peut-être pas assez souvent recours. C'est une espèce de *pétrissage* que l'on ferait de la partie affectée. En *broyant* pour ainsi dire (cependant avec une certaine précaution), en *triturant* les sucs visqueux arrêtés dans les ligaments des articulations, on donne à la circulation une activité qu'elle allait perdre ; on empêche que tous ces ligaments ne fassent, pour ainsi dire, une masse obstruée dans laquelle le mouvement se perdrait tout à fait. Ne sait-on pas que l'on fait disparaître des ganglions assez considérables en se contentant de les pétrir plusieurs fois dans la journée? Autrefois, la volupté avait donné l'idée de se faire pétrir les membres dans les climats chauds où l'exercice ne se fait qu'avec peine, et cette pratique avait ses avantages dans l'ancienne Rome. Cette opération était confiée aux mains de ces beautés qu'on soudoie. En condamnant ce qui ne se faisait que pour des vues condamnables en elles-mêmes, ne pourrait-on pas profiter de ce que cette méthode a de bon en soi, et en faire l'application aux parties qui, ne pouvant pas se mouvoir par elles-mêmes, ont besoin d'un mouvement d'emprunt ? »

Au sujet de certaines ankyloses, « le mouvement de la partie, dit-il (folio 338), est le seul moyen sur le succès duquel on puisse compter... Il faut mouvoir les parties sans rien forcer pour ne pas attirer une nouvelle fluxion,... et dans ces tentatives de mouvement qui doivent être continuées tous les jours, en les augmentant par degrés, il ne faut donner que celui que la construction de l'articulation permet. Par exemple, on ne remuera en rond que les articulations par ginglyme ; on fléchira, on étendra seulement les articulations par charnière, se gardant bien de porter ces mouvements au delà des bornes prescrites par la conformation naturelle. »

Enfin, à la page 382, il entend par frictions « l'action de

frotter quelques parties du corps humain, soit avec la main, une éponge, de la flanelle, du linge neuf, une brosse, du crin, etc. » Dans les chapitres suivants, il décrit les diverses sortes de frictions, leurs effets, les règles générales pour les pratiquer et leurs indications.

Par ce court exposé, on peut voir que Tissot fait pétrir, malaxer, triturer, mouvoir et frictionner dans les entorses et l'ankylose ; or, toutes ces manœuvres sont les parties constituantes et essentielles du massage. Il est regrettable qu'il n'ait pas prononcé ce mot, mais je crois qu'il ne peut faire doute pour personne qu'il a eu en vue le massage. D'ailleurs, Tissot lui-même n'observe-t-il pas que ces manœuvres se pratiquaient dans l'ancienne Rome dans un but peu médical ? Or, ces manœuvres à Rome n'étaient autres que celles du massage ; c'est donc à lui qu'il a fait allusion.

Qu'il me soit permis de relever une erreur qui a échappé à Tissot. Non seulement le massage était pratiqué dans l'ancienne Rome dans un but de sensualité, mais encore par les citations que j'ai faites plus haut, on ne peut soupçonner qu'il n'ait été considéré comme un agent thérapeutique du premier ordre. Du reste, sans s'en douter, Tissot se trouve en contradiction avec lui-même, car ne dit-il pas que du temps d'Asclépiade on pratiquait la médecine sans l'aide des médicaments, et que l'on n'usait que de cinq choses, parmi lesquelles sont les frictions et les divers exercices ? Or, nous savons déjà que le massage était au nombre des exercices passifs et mixtes.

Après le traité de Tissot, je ne citerai que celui de Meibomius sur l'*Utilité de la flagellation dans la médecine et dans les plaisirs du mariage et des fonctions des lombes et des reins* (1795).

Je me serais très volontiers dispensé de citer cet ouvrage, si je n'y eusse trouvé une remarque très importante, et qui prouve que le massage par percussion, que l'on a cru naguère d'invention récente, n'est rien moins que nouveau.

Le petit instrument que l'on nomme férule a été appliqué en médecine déjà du temps de Cœlius Aurelianus, ainsi que le rapporte Meibomius. Je reviendrai sur cet article pour relever l'erreur que MM. Trousseau et Pidoux impriment dans leur savant *Traité de matière médicale et de thérapeutique*, lorsqu'ils rapportent à M. Sarlandières l'invention du massage par percussion. Cette invention n'est nullement récente ; j'apporterai d'ailleurs d'autres preuves à l'appui de mon opinion, quand je parlerai de la percussion.

Là se bornent en quelque sorte les longues recherches que j'ai faites sur cette matière, à travers les siècles qui ont précédé le nôtre. Sans doute, j'ai fait de nombreuses et regrettables omissions, mais comme je n'ai eu d'autre guide que mes faibles connaissances, malgré tous les soins les plus minutieux, j'ai pu laisser dans l'oubli des travaux importants, et des noms auxquels j'aurais dû rendre hommage en ne les passant pas sous silence.

§ III. — PÉRIODE DE PERFECTIONNEMENT

Études chez les auteurs contemporains

J'ai eu soin de prévenir que j'oubliais à dessein à leur époque, pour les rapprocher des travaux du dix-neuvième siècle, les œuvres d'écrivains célèbres, d'historiens et de missionnaires honorables, qui, dans leurs pérégrinations évangéliques, n'ont pas dédaigné de s'occuper des intérêts de notre santé, aussi chers à d'autres titres que ceux de notre éternité. Ce sera donc par le résumé des mémoires des pères Huc et Amiot, etc., par ceux de l'abbé Barthélemy, par les lettres de

Savary, etc., que je commencerai l'étude du massage au dix-neuvième siècle.

Bien que ces savants n'appartiennent ni par le sujet de leurs écrits ni par l'époque où ils les ont rédigés, à notre siècle, on trouve cependant une si grande relation, une si grande parité même entre leurs écrits et ceux de certains auteurs modernes, que l'on ne peut s'empêcher de les confronter ensemble, de les peser, de les examiner à fond, pour en retirer des conclusions souhaitables pour tous. Ne faut-il pas rendre à chacun son mérite? Et si quelque prétendu inventeur n'a rien imaginé, n'est-ce pas un devoir sacré pour nous tous de ne pas laisser des erreurs se perpétuer, et de faire rendre justice à ceux qui, oubliés dans la tombe, ne sont plus là pour attester leur mérite et pour protester contre l'ingratitude de leurs neveux?

Le père Amiot et avec lui les missionnaires de Pékin sont de ce nombre. Voyez cependant avec quelle sainte sollicitude il s'exprimait en 1779, après avoir péniblement traduit le Cong-Fou des bonzes de Tao-Ssé, inséré dans les mémoires sur les Chinois : « Le Cong-Fou a réellement tous les caractères d'une antique méthode scientifique. Cette assertion curieuse est appuyée de raisons qui nous ont fait imaginer de proposer aux physiciens et aux médecins de l'Europe d'examiner si la partie médicale du Cong-Fou des Tao-Ssé est réellement une pratique de médecine dont on peut tirer parti pour le soulagement et la guérison de quelques maladies. Si cela était, nous nous croirions bien dédommagé de la peine que nous avons eue à nous mettre au fait d'une matière aussi ennuyeuse pour une personne de notre état et si étrangère à nos études et à nos occupations. Nous fussions-nous trompé dans nos conjectures, nous ne croirions pas avoir à rougir d'une méprise qu'on ne doit imputer qu'à notre sensibilité aux maux qui affligent la vie des hommes et à notre amour pour la patrie. »

Beaucoup répondirent à cet appel. Ling, le premier, créa sa gymnastique sur ce modèle ; car, ainsi que l'ont reconnu par une comparaison attentive et sévère, mais juste, M. Bérend et tout récemment M. Dally, la gymnastique de Ling n'a pas le mérite de la nouveauté ; elle est écrite dans le Cong-Fou. Les mémoires sur les Chinois, envoyés par le père Amiot et les autres missionnaires, eurent un grand retentissement en Europe, et il est impossible que Ling n'en eût pas connaissance.

Ling n'a pas mentionné la gymnastique des Chinois : c'est un oubli ; mais Ling n'a pas eu la témérité de penser qu'il était l'auteur d'une école, et cependant il est bon nombre d'écrivains qui ne dédaignent pas à chaque page de leurs écrits de s'extasier devant le grand œuvre de Ling.

Ling n'a pas créé une méthode ; Ling n'a fait que rationnaliser ce qui est en pratique depuis bien des siècles en Chine. Pourquoi s'obstiner à lui attribuer le mérite d'une invention, lorsque sa méthode est la copie d'une foule de méthodes, ainsi que l'a fort bien dit M. Dally dans le passage suivant : La méthode de Ling, c'est la méthode des brahmanes de l'Inde, c'est celle des prêtres égyptiens, c'est celle des Asclépiades, c'est celle de Pythagore, c'est celle d'Hérodicus, l'un des maîtres d'Hippocrate ; c'est celle dont Hippocrate, Asclépiade, Celse, Galien, Rufus (d'Éphèse), et les autres médecins grecs et romains, nous ont conservé quelques fragments, etc.

Je ne m'étendrai pas davantage sur la gymnastique suédoise ; ce serait sortir de mon sujet que de venir prouver ici que tous les mouvements que Ling a indiqués sont décrits dans le Cong-Fou des Tao-Ssé. Pour ceux qui désireront des preuves plus péremptoires que mes simples assertions, il suffira d'ouvrir les mémoires concernant l'histoire, les sciences, les arts, les mœurs, les usages, etc., des Chinois, par les missionnaires de Pékin (1779), et de parcourir les judicieuses comparaisons qu'ont faites de cette méthode et de celle de Ling MM. Bérend, Richter et Dally. Je ne citerai qu'un dernier mot de M. Dally : « La doctrine de Ling (*Cynésiologie*, folio 155), tout entière théorique et pratique, n'est qu'une sorte de décalque daguerréotype du Cong-Fou des Tao-Ssé ; c'est le vase royal de Dresde, le splendide vase chinois, avec ses figures chinoises revêtues de teintes européennes. »

Les auteurs que je viens de citer ont attaqué la doctrine de Ling au point de vue de la gymnastique pure et simple ; cette partie ne m'intéressait qu'à un seul point, celui de prouver que son œuvre entière n'est qu'un compilage de tous les exercices qui ont été pratiqués avant lui dans toutes les nations. Je vais essayer à mon tour de prouver qu'il a également copié les anciens dans les diverses manœuvres qui constituent le massage.

M. Georgii, dans sa *Kinésithérapie, ou traitement des maladies par le mouvement selon la méthode de Ling et de son successeur Branting* (1847), dit à la page 47 : « Abordons la série des mouvements passifs *inventés* ou *déterminés* par Ling. Ici l'influence vient uniquement du dehors, et le patient se soumet à l'impression mécanique. Ling entend par mouvements passifs tous mouvements communiqués, tels que pressions, frictions, percussions, froissements (massages), tremblements, soulèvements, balancements, ligatures, mouvements ou attitudes propres à produire des congestions sanguines passagères et artificielles dans un organe quelconque. »

Pourquoi dire que ces mouvements passifs ont été *inventés* ou *déterminés* par Ling ? Y en a-t-il un seul imaginé par Ling ? Non, ni les pressions, ni les frictions, ni les percussions, ni le froissement, ni les tremblements, etc., n'ont été inventés par lui. Les textes que j'ai cités plus haut pour attester que le massage a été connu de tout temps le prouvent suffisamment pour que je ne sois pas obligé d'apporter d'autres preuves.

Aurait-il déterminé quelques mouvements? Je réponds encore par la négative. Ce qu'il a fait, Ling, c'est déterminer quelques maladies dans lesquelles les manœuvres du massage devront être appliquées d'une certaine façon plutôt que de telle autre. M. Georgii cite même un grand nombre de formules tirées de Ling, dans lesquelles le massage est spécifié. Je n'en rapporterai que quelques-unes à l'appui de mon assertion.

Il dit, page 81 : « Les formules de mouvements appropriés aux organes de l'abdomen se sont multipliées ; en voici : Dans les cas d'engorgement du foie, si l'on applique un mouvement de tremblement en même temps qu'une pression sous les fausses côtes à la partie droite du corps, les muscles du ventre ayant été préalablement mis en état de relâchement complet par la position du malade, on obtient une réduction de la masse de l'organe affecté.

» Un mouvement de tremble, appliqué sous les fausses côtes de la partie gauche du corps, dans la direction de bas en haut et de dehors en dedans, agit sur la membrane musculaire de l'estomac, ou bien opère une diminution dans la sécrétion des fluides gastriques (folio 83).

» Des hémorragies chroniques du nez très abondantes ont cédé à un mouvement de tremblement appliqué à la partie supérieure de la racine du nez, ou en recommandant de tenir les bras élevés et roides au-dessus de la tête pendant quelques minutes (folio 91). »

Je pourrais citer un grand nombre de ces formules, mais elles trouveront leur place ailleurs, quand il sera question des procédés de massage qui conviennent le mieux dans telle ou telle affection ou dans tel ou tel organe. C'est là un des mérites que je me plais à reconnaître à la gymnastique de Ling, non que je veuille inférer de là qu'il en est l'inventeur, mais dans les nouveaux procédés de massage que j'ai lus, il est bon nombre de formules, indiquées par Ling, que je n'ai trouvées chez aucun de ses prédécesseurs et qui, sans doute, doivent lui appartenir exclusivement.

Les formules qu'il a données sont-elles préférables au massage simple ? C'est ce que l'expérience seule peut démontrer. Mais quand on voit Ling lui-même, ainsi que je l'ai rapporté dans la dernière citation de M. Georgii, dire que l'épistaxis s'arrête par un mouvement de tremblement du nez ou bien par la position des bras élevés et immobiles sur la tête, on peut en conclure que la plupart de ses formules sont plutôt des particularités spécieuses que des formules dont l'exécution inexacte pourrait être suivie d'un insuccès.

L'étude du massage chez les Chinois, m'a amené à parler de Ling et de la gymnastique suédoise. Celle-ci a donné naissance aux gymnastiques allemande et anglaise ; il me paraît inutile d'étudier la gymnastique chez ces peuples pour y retrouver la pratique du massage. Cette pratique est dans l'œuvre de Ling et de Branting ; elle doit être nécessairement chez les deux nations dont les gymnasiarques s'accordent à prendre Ling pour modèle. D'ailleurs, c'est à l'étude du massage, chez les Chinois, que je dois encore quelques lignes.

Dans le *San-tsaï-tou-hoeï,* publié à la fin du seizième siècle, on trouve une collection de gravures représentant des figures anatomiques et des exercices gymnastiques. Parmi ces exercices figurent les frictions, les pressions, la percussion, les vibrations, le massage en un mot et beaucoup d'autres mouvements passifs. Ces mouvements, d'après les traducteurs (missionnaires de Pékin), sont en usage depuis les temps les plus reculés. On les emploie pour dissiper la rigidité des muscles occasionnée par la fatigue, les contractions spasmodiques, les douleurs rhumatismales, et après la résolution des fractures. Ceux qui en sont chargés sont ordinairement des barbiers ou des gens qui se promènent dans les rues, en avertissant les habitants de leur présence par le bruit de quelque intrument.

Suivant Osbeck, les Chinois frottent de leurs mains tout le corps, pressent doucement les muscles entre les doigts, exercent un tiraillement particulier sur les articulations. Ce tiraillement est accompagné d'un craquement que l'on peut entendre à une assez grande distance. Les gens qui exercent cette profession n'ont point de demeure fixe ; ils se promènent dans les rues en avertissant les habitants de leur présence par le bruit d'une chaîne et par le son d'instruments.

Lepage, dans ses recherches historiques sur la médecine chez les Chinois (*Thèse*, 1813), dit que le massage est une pratique particulière que les Chinois ont empruntée aux Indiens, et qui consiste à pétrir lentement et avec douceur les différentes articulations du corps, à piler quelquefois avec les deux poings fermés, à distendre les membres de l'individu qui se soumet à cette opération.

Cossigny, John Kerr (de Canton), s'expriment à peu près dans le même sens. M. Georgii dit qu'il est en usage chez tous les peuples de l'Orient ; enfin Hue, Pauthier, Davis Haussmann font mention de massage chez les Chinois.

Les Indiens mettent aussi en pratique ces manipulations ainsi que le prouvent le texte que je viens de citer de la thèse de Lepage et les citations que je vais faire.

Le passage suivant, que j'ai extrait, presque mot à mot, de la *Cynésiologie* de M. Dally, prouve l'usage du massage chez les Indiens et offre, en outre, un intérêt tout particulier au point de vue de la bibliographie médicale de l'Inde.

« Alexandre pénétra dans l'Inde 327 ans avant notre ère. Son armée eut beaucoup à souffrir de la morsure des serpents contre laquelle les médecins grecs n'avaient point de remède. Alexandre qui avait réuni auprès de sa personne les médecins indiens les plus habiles, fit proclamer dans son camp que tout soldat atteint d'une morsure de serpent eût à se rendre à la tente royale pour y être traité. Tel est le fait qu'Arrien, dans ses *Indiques*, II, 15, rapporte d'après Néarque, amiral de la flotte macédonienne. Il ajoute que, lorsque les habitants de l'Inde sont malades, ils ont recours à leurs sophistes ou brahmanes qui les guérissent par des moyens admirables et plus qu'humains.

» La médecine était donc cultivée chez les Indiens dès la plus haute antiquité, mais les révolutions dont ce pays a été le théâtre y ont troublé la culture des sciences. Ce fut surtout depuis la conquête mahométane au huitième siècle de notre ère, que leur système de médecine fut méprisé, leurs livres négligés et oubliés. Cependant quelques-uns de ces livres ont été conservés héréditairement par de riches familles brahmaniques.

» Sir William Jones découvrit l'*Atharva-Veda* contenant un traité de médecine, intitulé *Ayur-Veda*. D'autres savants indianistes ont publié différents écrits sur la médecine indienne, entre autres Wilson, Soma de Koros, Heyne, Ainslie, Royle ; enfin, le docteur Wise ayant réussi à se procurer des copies d'anciens livres de médecine, les a comparées et réunies sous le titre de *Commentary on the hindu System of medecine*, publié à Calcutta (1845). Cet ouvrage nous révèle un ensemble de connaissances et de pratiques médicales qui sont loin d'être inférieures à celles de l'Europe actuelle.

» Nous y avons remarqué, parmi les préceptes hygiéniques, le devoir pour chacun de se lever de bonne heure, de purifier sa bouche, d'oindre son corps, de le soumettre à l'exercice, au schampooing ou massage, à la friction, au bain. »

Ce résumé, que l'on dirait fait à l'intention du sujet qui m'occupe, me dispense de faire l'analyse du travail de M. Wise, car M. Dally l'a résumé de la manière la plus concise et la plus fidèle. Retenons avant d'aller plus loin, que le massage prend le nom de schampooing chez les Indiens.

M. Hessler a traduit en latin l'*Ayur-Veda* de Suçruta (1854). Dans la quatrième partie, intitulée *Chikitsita-Sthâna* ou *Thérapie*, il est question du schampooing. M. Liétard, dans sa thèse inaugurale (Strasbourg, 1858), intitulée : *Médecine chez les Indous*, donne un résumé complet de la traduction d'Hessler, et mentionne également le massage.

« Au rapport des Européens qui habitent dans l'Inde, dit M. Dally, c'est ordinairement après le bain que s'administrent le schampooing et la friction. Celui qui veut se faire masser est étendu sur un siège où l'opérateur manie les membres comme s'il pétrissait de la pâte. Puis il les frappe légèrement avec le bord de la main, les parfume, les frictionne, et termine en faisant craquer les articulations du poignet, des doigts et même celles du cou. »

Ce document publié par l'*Athenæum de Berlin* (vol. I, quatrième partie, avril 1854) : *Mouvements thérapiques et exercices des Indiens*, en même temps qu'il prouve l'usage du massage chez les Indiens, démontre que l'entraînement des pugilistes n'est qu'une émanation des pratiques des exercices chez les Indiens. On pourra en juger en comparant cet ouvrage avec les documents publiés par M. le professeur Bouchardat, sur l'entraînement des pugilistes, dans son supplément à l'annuaire de la thérapeutique (1861), folio 180. M. Dally a traduit cet article de l'*Athenæum* et j'extrais le passage suivant, de sa *Cynésiologie :*

« Avant de commencer les exercices (p. 130), le lutteur s'accroupit par terre, les jambes reployées, et une autre personne vient le frictionner en tous sens avec le doux et fin limon du delta du Gange ; ensuite les muscles des bras, des mains, de la poitrine, du dos, du ventre, des cuisses sont pressés en descendant jusqu'aux pieds, les uns après les autres, dans l'ordre indiqué ici, et cela d'une façon toute particulière qui peut bien être indiquée, mais non décrite exactement. Une ou deux personnes (dans ce dernier cas, une personne de chaque côté) s'occupent à presser les muscles, les tournant ou les tordant transversalement aux fibres musculaires. Cela ne doit pas se faire d'une manière arbitraire, mais bien d'après certaines *règles observées religieusement.* Ainsi, par exemple, les muscles de la partie supérieure du bras sont constamment tournés en dedans par celui qui les maintient fortement tendus dans ses deux mains ; ceux de la partie supérieure de la cuisse sont tournés en dedans, et ceux de la partie inférieure de la cuisse sont tournés en dehors, etc. Cela s'appelle *éveiller le corps,* et l'on éprouve, en effet, un sentiment de bien-être et de vigueur incroyable. »

» Puis viennent quelques exercices pour essayer ses forces. Quand ils sont terminés, on reprend de la même manière la tension transversale des muscles que nous avons déjà décrite, ou bien le corps est encore traité d'une façon toute particulière. Le lutteur se couche à plat ventre, tous les membres étendus, tandis qu'une autre personne se met sur son dos, et, les pieds nus, piétine lentement sur tous ses membres, opérant avec les pieds cette tension musculaire et ce pressement latéral qui est produit par les mains de l'autre manière que nous avons décrite d'abord.

» Dans certaines maladies, les Indous emploient aussi très souvent le *chamboning,* mot traduit en anglais par *schampooing*, qui consiste à pétrir doucement tout le corps du malade, en allant toujours des extrémités supérieures du corps et des parties supérieures des membres vers les parties inférieures. »

Si au massage que nous voyons parfaitement indiqué on ajoute les autres exercices actifs et passifs que les Indiens font faire aux lutteurs, ainsi que l'observation rigoureuse du *Tchang-seng*, ou l'art de procurer une vie saine et longue, traduit par le P. d'Entrecolles, dont les préceptes sont compris dans quatre articles qui consistent à régler : 1° le cœur et ses affections ; 2° l'usage des aliments ; 3° les actions de la journée ; 4° le repos de la nuit, on verra que peu de règles ont été ajoutées à celles-ci par les célèbres pugilistes anglais ; peut-être même pourrait-on trouver le germe de ces additions chez les Indiens ou les Chinois, mais ce n'est pas le lieu de m'en occuper. Revenons donc au massage.

D'autres auteurs ont encore fait mention du massage dans l'Inde. Grosse rapporte que chez les Indiens, celui qui veut se faire masser est étendu sur un lit où l'opérateur manie ses membres comme s'il pétrissait de la pâte, puis les frappe légèrement avec le bord de la main, les parfume, les frictionne, et termine le massage en faisant craquer les articulations du poignet, des doigts et même du cou.

Petit-Radel, qui avait vu la manière dont les Indiens combinent à Surate les bains de vapeur et le massage, dit dans l'*Encyclopédie :* « On jette sur des plaques de fer, à mesure qu'elles rougissent au feu, une certaine quantité d'eau qui, vaporisée par la chaleur, se répand dans l'espace et pénètre le corps de chacun qui la reçoit, n'ayant sur lui aucun vêtement. Quand le corps est bien pénétré d'humidité, on l'étend sur le sol et deux serviteurs de chaque côté compriment successivement, et par divers degrés de force, les membres dont les muscles sont dans le plus grand degré de relâchement, puis le ventre, le thorax. L'individu est ensuite retourné pour pouvoir subir une pareille suite de pressions sur la partie postérieure du corps. »

Anquetil parle dans le même sens que Petit-Radel du massage, seulement il fait mention du craquement des articulations dont ce dernier n'a point parlé. Ainsi, « un des serviteurs des bains vous étend sur une planche et vous arrose d'eau chaude, ensuite il vous presse tout le corps avec un art admirable. Il fait craquer les jointures de tous les doigts et même celles de tous les membres ; il vous retourne et vous étend sur le ventre ; il s'agenouille sur vos reins, vous saisit par les épaules, fait craquer l'épine du dos en agitant toutes les vertèbres, donne de grands coups sur les parties les plus charnues et les plus musculeuses, puis il revêt un gant de crin et il vous frotte tout le corps, au point de se mettre lui-même en sueur. Il lime avec une pierre ponce la chair épaisse et dure des pieds ; il vous oint de savon et d'odeurs, enfin il vous rase et vous épile. Ce manège dure bien trois quarts d'heure ; après on ne se reconnaît plus ; il semble qu'on soit un homme nouveau ; on sent dans tout le corps une sorte de quiétude et le désir de se reproduire. La peau est quelque temps couverte d'une sueur légère qui lui donne une douce fraîcheur, etc..... Les femmes indiennes prennent le bain de la même manière, et prolongent cette cérémonie, qui porte le nom de *massage*, une grande partie de la journée. Des femmes esclaves accroupies autour d'elles, pendant qu'elles sont mollement étendues sur un canapé, leur rendent ce service dont la volupté semble faire son profit encore plus que la santé. »

Tous ces textes prouvent, de la manière la plus irrécusable, que le massage a été parfaitement connu dès la plus haute antiquité dans l'Inde, et que du temps d'Anquetil, et, plus récemment encore, il se composait, comme chez les Grecs, les Égyptiens et les Romains, de frictions, de pressions, de percussions, d'onctions, de tractions et de mouvements imprimés aux muscles et aux articulations.

Je me bornerai à ces citations pour passer à la description du massage chez les peuples du nouveau continent.

Dans le *Dictionnaire des sciences médicales*, article MASSAGE, M. Piorry s'exprime ainsi :

« Les peuples où l'on a trouvé le massage le plus simple sont ceux qui se sont le moins éloignés de cet heureux état de simplicité dans lequel la nature nous a fait naître.

» Le capitaine Wallis, dans son voyage dans la mer du Sud et à Tahiti, descendit dans cette île avec quelques malades de l'équipage de son vaisseau. Quatre jeunes filles vinrent auprès d'eux, et après les avoir déshabillés, elles leur frottèrent doucement la peau avec les mains, et ils se trouvèrent très bien des soins qui leur furent prodigués. Ce qu'il y a de remarquable, c'est que ces insulaires réservaient ce moyen contre les maladies, car ils ne le pratiquèrent pas sur les gens de l'équipage qui ne paraissaient pas malades. »

On pourrait ne pas reconnaître ici précisément le massage, si Forster, dans le voyage du capitaine Cook, ne s'expliquait pas plus clairement sur cette coutume des habitants de Tahiti. « Dans un coin de la cabane, fermée partout de roseaux, on étendit pour nous une très belle natte par-dessus l'herbe sèche. Un grand nombre de parents de notre ami s'assirent à l'instant près de nous, et sa fille qui, par l'agrément de ses traits, l'élégance de ses formes, la blancheur de son teint, égalait et surpassait peut-être toutes les autres beautés que nous avions vues jusqu'alors à Tahiti, souriait amicalement et fit beaucoup d'efforts pour nous être agréable.... Afin de nous délasser, elles frottèrent de leurs mains nos bras et nos jambes, et elles pressèrent doucement nos muscles entre leurs doigts.

» Je ne puis pas dire si cette opération facilite la circulation du sang ou rend leur élasticité naturelle aux muscles fatigués, mais son effet fut extrêmement salutaire, notre force entièrement rétablie; la fatigue du voyage n'eut pas de longues suites. »

Un récit aussi simple n'a pas besoin de commentaires.

La *Gazette des hôpitaux* de 1839 raconte comment se pratique le massage dans l'île de Tonga (Océanie), dans les termes suivants :

» Lorsqu'une personne se sent fatiguée de marcher, ou par

tout autre exercice, elle se couche, et quelques-uns de ses domestiques pratiquent les diverses opérations connues sous le nom de *Toogi-Toogi*, *Mili* ou *Fota*. Le premier de ces mots exprime l'action de frapper constamment et doucement avec le poing ; le deuxième, l'action de frotter avec la paume de la main ; le troisième, l'action de presser et de serrer les téguments entre les doigts et le pouce. Ces opérations sont ordinairement faites par les femmes ; elles contribuent à diminuer la douleur et la fatigue, et produisent ordinairement un effet agréable qui dispose au sommeil. Quand on pratique le massage dans l'intention seulement de diminuer la fatigue, ce sont les bras et les jambes sur lesquels on agit ordinairement ; mais lorsqu'il y a douleur dans quelque endroit, c'est la partie affectée ou les parties environnantes qui sont le lieu de l'action. Ainsi, dans les maux de tête, la peau du front et celle du crâne sont soumises au *fota*, et souvent ce moyen a été employé avec succès. Quelquefois aussi, dans les cas de fatigue, on met en usage un procédé qui diffère des précédents ordinairement suivis. Trois ou quatre petits enfants sont employés à fouler aux pieds tout le corps du malade, qui est étendu sur l'herbe. »

Baudin, dans ses voyages dans la Nouvelle-Hollande (1800), raconte, à propos des mœurs des habitants primitifs de cette contrée, le passage suivant : « Les individus qui ont le plus d'influence parmi ces sauvages sont les *mulgaradocks*, ou médecins charlatans. Il y en a de plusieurs classes, lesquelles indiquent la nature et l'étendue du pouvoir d'un chacun. Un mulgaradock est regardé comme possédant le pouvoir de dissiper le vent ou la pluie, de faire descendre la foudre ou la maladie sur un objet quelconque de sa haine. Quand il essaye de calmer un orage, il se tient en plein air, agite les bras, secoue son manteau de peau et gesticule violemment pendant assez longtemps ; il procède à peu près de même pour éloigner la maladie, en faisant moins de bruit, en pratiquant des frictions souvent avec des baguettes de bois vert auparavant chauffées au feu, et en lâchant par intervalles une bouffée de vent soi-disant propre à enlever la douleur. On suppose que la main du mulgaradock peut conférer la force ou l'adresse, et il est fréquemment visité par les naturels qui désirent l'une ou l'autre. L'opération consiste simplement à lui tirer la main plusieurs fois de suite avec une forte pression à l'épaule, aux doigts, et il l'étend alors jusqu'à ce que les articulations craquent. L'office habituel du mulgaradock est de guérir les blessures de lance, qui, du reste, inquiètent peu les naturels. »

Les divers passages que je viens de citer sont la preuve irrécusable de l'existence du massage chez les peuples encore sauvages qui habitaient les îles de l'Océanie et de la Nouvelle-Hollande. Ceux-ci étaient en relation, d'un côté, avec les Chinois et les Indiens ; d'autre part, avec les peuples de l'Amérique. Ne peut-on pas admettre, ou bien qu'ils ont appris le massage des Indiens et des Chinois, ou bien que le massage a pris naissance avec les besoins hygiéniques ou médicinaux de la localité ?

J'aurais désiré trouver des traces du massage dans les livres qui parlent des conquêtes de l'Amérique, mais je n'ai pu découvrir aucun texte où cette manœuvre soit indiquée. Aujourd'hui le massage se pratique en Amérique avec autant d'enthousiasme que chez tous les peuples de l'ancien continent ; mais j'ignore si cette pratique est d'institution européenne, ou bien si les indigènes en avaient été dotés par leurs relations, soit avec les habitants des îles de l'Océanie ou de la Nouvelle-Hollande, où j'ai trouvé cette institution, soit avec les habitants du nord de l'Asie, dont les sépare à peine le détroit de Behring, ou mieux si le massage n'est pas chez tous les peuples une institution primitive.

Ce rapprochement géographique m'amène à parler du massage grossier qui se pratique en Russie et dans les pays avoisinant le pôle arctique. Il paraîtra sans doute étonnant à certains que je considère cette flagellation et cette friction si rudes et si cruelles que s'infligent les Russes comme un massage grossier. Quelle différence n'existe-t-il pas, en effet, entre ces pressions si douces, ces frictions si légères décrites par Forster et exercées par les mains des ravissantes Tahitiennes, et les coups si rudement appliqués par les Russes! M. Georgii me paraît avoir donné la véritable cause de ces différences extrêmes entre des manœuvres qui ont le même but hygiénique et médical : « Il n'est pas sans intérêt, dit-il, de remarquer que les peuples des contrées méridionales de notre hémisphère ont généralement donné la préférence aux mouvements passifs, tandis que les peuples du Nord ont préféré les mouvements actifs dans leur hygiène et leur thérapeutique. Il est aisé d'en retrouver la raison physiologique et d'en déduire des conséquences. Dans le Nord, on a besoin d'activer la circulation périphérique, d'autant plus que le froid tend à la concentrer et à dérober la chaleur animale. De là la convenance des mouvements actifs. Dans le Midi, au contraire, où l'on a à combattre cette tendance à l'accroissement de l'exhalation cutanée aux dépens de l'activité intestinale, il faut agir sur l'absorption veineuse extérieure. De là la nécessité de l'emploi des frictions, du massage, etc. »

Activer la circulation périphérique chez les habitants du Nord, activer la sécrétion intestinale et modérer l'exhalation cutanée chez les méridionaux, tel est donc le but que se proposent instinctivement les habitants de ces climats à température si différente.

Pour atteindre leur but, les habitants des pays froids avaient besoin d'une excitation très grande à la peau, et ils y sont arrivés par le procédé qu'ils mettent en usage et dont je vais dire quelques mots.

Les Russes et les Finlandais, après avoir pris leur bain, entrent dans une étuve fortement chauffée. Là un serviteur les fouette avec des verges de bouleau amollies dans l'eau, puis les frotte avec du savon, ensuite il les lave à l'eau tiède, à l'eau froide, dont il verse plusieurs seaux sur la tête.

Cette flagellation, dit Ardouin (*thèse*, 1815), n'est autre chose qu'une friction très forte au moyen de laquelle ils montent le ton de leur peau à un degré tel d'activité qu'au sortir de l'étuve non seulement ils supportent sans peine l'impression du froid le plus rigoureux, mais encore ils se plongent inpunément dans un bain à la glace, ou se roulent dans la neige.

Les auteurs du *Dictionnaire des sciences médicales* s'expriment dans le même sens, et ajoutent des réflexions qui laissent entrevoir que cette pratique n'est que l'imitation grossière et rustre du massage pratiqué chez les peuples civilisés. « La flagellation, disent-ils, est pratiquée dans les bains de vapeur chez les Russes ; elle y est accompagnée de frictions violentes que l'on exerce, en saisissant par les extrémités les verges qui ont servi à la flagellation et promenant le milieu de ces verges sur toute la peau, que l'on ratisse et que l'on tourmente ainsi de haut en bas.

» Cette double pratique semble avoir pour effet de monter la peau au plus haut degré d'excitation et d'assurer ainsi l'innocuité de l'immersion dans la neige au sortir du bain chaud.

» Ainsi l'on remarque, chez les peuples que la civilisation n'a encore qu'imparfaitement éclairés, des pratiques utiles, fruit de l'instinct et d'une expérience grossière, et qui, pour être rustiques comme eux, n'en sont pas moins, quant aux effets produits, équivalents à des méthodes découvertes chez les peuples civilisés.

» Les frictions, que l'on voit employer chez les autres peuples avec des tissus plus ou moins âpres et durs, ou avec des brosses, etc., le sont dans les mêmes intentions. Après le bain froid pris dans la mesure *tonique,* elles sont usitées comme favorisant le développement de la réaction qu'il a provoquée ; s'il a été prolongé dans la mesure *sédative,* elle peuvent aider à contre-balancer l'excès de cet effet. Enfin elles s'opposent, après le bain d'une température modérée, au refroidissement qui le suit. Elles perfectionnent le nettoiement de la peau commencé dans ce bain, et elles excitent la sueur après avoir rougi la peau. Les onctions employées, avant et après le bain très chaud, étaient destinées à s'opposer à la déperdition rapide de la sueur ; on les employait encore avant le bain froid dans l'intention de diminuer l'impression subite que ce bain allait produire sur les papilles nerveuses de la peau. »

L'appréciation dont Hallé, Guilbert et Nysten ont fait suivre leur article sur la flagellation, m'autorise, une fois de plus, à considérer la flagellation accompagnée de la friction, telles qu'elles se pratiquent en Russie et dans la Finlande, comme un massage grossier. Du reste, la percussion, la friction, la pression et l'onction, dès qu'elles sont appliquées simultanément, constituent l'art de masser chez certains peuples ; pourquoi n'accepterions-nous pas ces manipulations russes comme un massage grossier, sachant que l'onction y est remplacée par un savonnage, ce qui, incontestablement et sans analogie forcée aucune, est bien une onction médicamenteuse !

La percussion s'exerce chez les uns, tantôt avec la main à plat, tantôt avec le bord externe de la main, tantôt avec une férule, une palette, comme le dit Galien, chez d'autres avec une poignée de petites branches. Ne savons-nous pas qu'à Cordoue, Rhazès guérit un moribond en lui faisant fouetter tout le corps par plusieurs assistants armés de petites branches ? La pratique russe n'est donc pas si singulière qu'elle paraît de prime abord, et je puis même affirmer que les bains russes, pris à Paris, sont loin d'être désagréables. Dans l'établissement situé rue du

Temple, au sortir du bain de vapeur, le garçon fait une friction avec une brosse de chiendent, exerce quelques pressions sur les muscles, applique ensuite un savonnage avec la main ; puis avec des branches de bouleau amollie, inflige une légère correction, et l'on passe ensuite à la douche froide, à la douche chaude ; après la douche, on enveloppe le patient dans une couverture de laine et on le fait passer au lit de repos.

Je n'ai pu voir dans cette sorte de pratique qu'un massage grossier ; c'est pourquoi il m'a semblé que ces manœuvres devaient figurer dans mon travail.

Après avoir étudié le massage chez tous les peuples de l'antiquité, Grecs, Latins, Égyptiens ; après l'avoir étudié chez les peuples barbares, c'est-à-dire chez les Chinois et les Indiens, j'ai cherché les traces de ces manœuvres chez les peuples du nouveau monde. Revenant en Europe, chez les Russes et les Finlandais, j'ai recherché l'analogie qui existe entre les manœuvres qu'ils font et celles qui, chez les peuples que j'avais passés en revue, constituent le massage. Il me reste maintenant à jeter un coup d'œil chez les peuples qui, aujourd'hui, couvrent l'Afrique, l'Égypte et la Turquie, pour arriver enfin à décrire le massage tel qu'il se pratique en Europe et surtout dans certains établissements français.

L'habitude, si répandue dans l'Égypte ancienne, d'aller aux bains somptueux, contribua sans doute à faire adopter les mêmes usages par les conquérants ; et, d'ailleurs, les besoins du pays aussi bien que les lois bibliques pour les uns, les lois de Mahomet pour les autres, firent que les pays, conquis par les Arabes, conservèrent l'usage des ablutions. Les thermes restèrent fréquentés comme du temps des anciens peuples de ces pays, et le massage s'y est conservé presque dans toute sa pureté. Savary, dans ses *Lettres sur l'Égypte,* nous donne des détails qu'on trouve bien plus étendus dans Du Choul, Faber de Saint-Jory, Alpinus, etc., qui, bien avant lui, avaient décrit la gymnastique chez les anciens, les beautés de leurs thermes et l'emploi des diverses salles dont ils étaient composés, et les manœuvres qui s'y pratiquaient.

J'ai donné plus haut quelques détails sur ce sujet.

Les Égyptiens contemporains ont-ils modifié les diverses manœuvres du massage ancien? Non. Nous les voyageurs les décrivent à peu près dans les mêmes termes. Larrey, à son retour d'Égypte, aussi bien qu'Anquetil, Savary et bien d'autres voyageurs et historiens, sont d'accord sur ce sujet. Je vais reproduire textuellement une partie de la onzième lettre de Savary sur les *Bains du Grand-Caire*. Je crois qu'il ne sera pas dépourvu d'intérêt de lire la manière dont on prend les bains au Grand-Caire, et la manière dont on est massé dans ces établissements. Je laisse parler Savary :

« Les bains chauds, connus dès la plus haute antiquité et célébrés par Homère, le peintre des mœurs de son temps, ont conservé dans l'Égypte leur agrément et leur salubrité. Le besoin d'être propre, dans un climat où l'on transpire abondamment, les a rendus nécessaires ; le bien-aise qu'ils procurent en conserve l'usage. Mahomet, qui connaissait leur utilité, en a fait un précepte. La plupart des voyageurs les ont décrits superficiellement. L'habitude où je suis d'y aller, m'ayant donné le loisir de les examiner avec attention, j'entrerai dans tous les détails propres à vous les faire bien connaître.

» Le premier appartement que l'on trouve en allant au bain est une grande salle qui s'élève en forme de rotonde ; elle est ouverte au sommet, afin que l'air pur y circule librement. Une large estrade, couverte d'un tapis et divisée en compartiments, règne alentour ; c'est là que l'on dépose les vêtements. Au milieu de l'édifice un jet d'eau qui jaillit d'un bassin, recrée agréablement la vue.

» Quand on est déshabillé, on se ceint les reins d'une serviette, on prend des sandales, et l'on entre dans une allée étroite où la chaleur commence à se faire sentir. La porte se referme. A vingt pas on en trouve une seconde et l'on suit une allée qui forme un angle droit avec la première. La chaleur augmente ; ceux qui craignent de s'exposer à une plus forte dose, s'arrêtent dans une salle de marbre qui précède le bain proprement dit. Ce bain est un appartement spacieux et voûté. Il est pavé et revêtu de marbre. Quatre cabinets l'environnent. La vapeur, sans cesse renaissante d'une fontaine et d'un bassin d'eau chaude, s'y mêle aux parfums qu'on y brûle.

» Les personnes qui prennent le bain ne sont point emprisonnées, comme en France, dans une espèce de cuvier où l'on n'est jamais bien à son aise. Couchées sur un drap étendu, la tête appuyée sur un petit coussin, elles prennent librement toutes les postures qui leur conviennent. Cependant un nuage de vapeurs odorantes les enveloppe et pénètre dans tous les pores.

» Lorsque l'on s'est reposé quelque temps, qu'une douce moiteur s'est répandue dans tout le corps, un serviteur vient, vous presse mollement, vous retourne, et, quand les membres sont devenus souples et flexibles, il fait craquer les jointures sans effort. Il masse et semble pétrir les chairs sans que l'on éprouve la plus légère douleur.

» Cette opération finie, il s'arme d'un gant d'étoffe et vous frotte longtemps. Pendant ce travail il détache du corps du patient tout en nage des espèces d'écailles, et enlève jusqu'aux saletés imperceptibles qui bouchent les pores. La peau devient douce et unie comme le satin. Il vous conduit ensuite dans un cabinet, vous verse sur la tête de l'écume de savon parfumé et se retire.

» Les anciens faisaient plus d'honneur à leurs hôtes et les traitaient d'une manière plus voluptueuse. En effet, pendant que Télémaque était à la cour de Nestor, la belle Polycaste, la plus jeune des filles du roi de Pylos, conduisit le fils d'Ulysse au bain, le lava de ses propres mains, et après avoir répandu sur son corps des essences précieuses, le couvrit de riches habits et d'un manteau éclatant. Pisistrate et Télémaque ne furent pas moins bien traités dans le palais de Ménélas. Lorsqu'ils en eurent admiré les beautés, on les conduisit à des bassins de marbre où le bain était préparé. De belles esclaves les y lavèrent, et après avoir répandu sur eux de l'huile parfumée, les revêtirent de fines tuniques et de superbes pelisses.

» Le cabinet où l'on a été conduit offre un bassin avec deux robinets : l'un pour l'eau froide, l'autre pour l'eau chaude. On s'y lave soi-même. Bientôt le serviteur revient avec une pommade épilatoire, qui dans un instant fait tomber les poils aux endroits où on l'applique. Les hommes et les femmes en font un usage général en Égypte. Quand on est bien lavé, bien purifié, on s'enveloppe de linges chauds, et l'on suit le guide à travers les détours qui conduisent à l'appartement extérieur. Ce passage insensible du chaud au froid empêche qu'on en soit incommodé. Arrivé sur l'estrade, on trouve un lit préparé. A peine y est-on couché qu'un enfant vient presser de ses doigts délicats toutes les parties du corps, afin de les sécher parfaitement. On change une seconde fois de linge, et l'enfant râpe légèrement avec la pierre ponce les calus des pieds. Il apporte ensuite la pipe et le café moka.

» Sorti d'une étuve où l'on était environné d'un brouillard chaud et humide, et où la sueur ruisselait de tous les membres, transporté dans un appartement spacieux et ouvert à l'air extérieur, la poitrine se dilate et l'on respire avec volupté. Parfaitement massé et comme régénéré, on sent un bien-aise universel. Le sang circule avec facilité et l'on se trouve dégagé d'un poids énorme. On éprouve une souplesse, une légèreté jusqu'alors inconnues. Il semble que l'on vient de naître, et que l'on vit pour la première fois. Un sentiment vif de l'existence se répand jusqu'aux extrémités du corps, tandis qu'il est livré aux plus flatteuses sensations ; l'âme qui en a conscience jouit des plus agréables pensées; l'imagination se promenant sur l'univers qu'elle embellit voit partout de riants tableaux, partout l'image du bonheur. Si la vie n'est que la succession de nos idées, la rapidité avec laquelle la mémoire les retrace alors, la vigueur avec laquelle l'esprit en parcourt la chaîne étendue feraient croire que dans les deux heures du calme délicieux qui suit ces bains, on vit un grand nombre d'années.

» Tels sont les bains dont les anciens recommandaient si fort l'usage, et dont les Égyptiens font encore leurs délices. C'est là qu'ils préviennent ou font disparaître les rhumatismes, les catarrhes et les maladies de la peau, qui ont pour principe le défaut de transpiration ; c'est là qu'ils guérissent radicalement ce mal funeste qui attaque les sources de la génération, et dont le remède est si dangereux en Europe (L'auteur fait allusion à la phtisie, ainsi qu'il le dit dans une note). C'est là qu'ils se défont du malaise si ordinaire aux autres nations, qui n'ont pas autant de soin d'entrenir la propreté de leur corps, etc. »

Le reste de l'Afrique et tout l'Orient pratiquent le massage avec autant de soin, mais moins de luxe que l'Égypte, et comme le dit M. Quesnoy, chez les indigènes de l'Afrique comme chez tous les Orientaux, il n'est pas une douleur qui ne soit au début soumise au massage. Il faut que l'expérience ait bien souvent confirmé l'efficacité de cette pratique pour qu'elle soit conservée avec autant de foi, et que chaque tribu ait ses hommes spéciaux pour le massage.

« Quel est le touriste, dit M. Séré (*Écho de la Presse*, juillet et septembre 1862), quel est le colon ou le militaire qui, dans nos possessions d'Afrique, n'ait visité ce que l'on appelle les bains maures, et ne se soit livré, au moins une fois, aux mains d'un indigène, habile masseur qui, plongé avec son baigneur dans une atmosphère de vapeur chaude, l'étend sur une table, et tout en gambadant et chantant sa chanson nasillarde, se livre sur son corps, dont les tissus sont distendus par la température ambiante, à des frictions rapides et graduées, et à des torsions agiles des articulations ? En sortant de ses mains après l'opération, n'ont-ils pas éprouvé ce bien-être général qui résulte d'une circulation libre et active du sang, d'un jeu régulier de tous les organes, et si un peu de fatigue a provoqué chez eux le sommeil, de quelle souplesse, de quelle force ne sont-ils pas doués après leur réveil ? Et ceux qui étaient entrés au bain avec de la lassitude, de l'empâtement des articulations, de vieilles douleurs rhumatismales ou musculaires, enfin avec des affections anciennes, de quelque nature qu'elles fussent, et caractérisées par la persistance de l'engorgement ou de l'induration, n'en sont-ils pas sortis au moins soulagés, sinon guéris ? C'est qu'en effet le massage outre qu'il est un décrasseur par excellence, et par conséquent le meilleur auxiliaire des fonctions cutanées à l'aide desquelles s'opère le double courant d'absorption et d'excrétion d'où dépend l'équilibre du travail organique, s'oppose encore à la stase des liquides, et développant la chaleur par le frottement, devient pour le corps un véritable agent électro-magnétique. »

M. Séré a tracé à grands traits les effets physiologiques et thérapeutiques du massage sur lesquels je reviendrai plus tard, et il a donné en même temps les preuves irrécusables de l'exercice du massage dans toute l'Afrique.

Voulons-nous savoir s'il entend le massage comme nous le comprenons ? Écoutons-le : « Nous voulons parler du massage, c'est-à-dire du frottement et de la pression exercés par les mains sur le corps de l'homme, soit au point de vue hygiénique, soit au point de vue thérapeutique. » On ne peut donner une définition à la fois plus large et plus précise du massage ; c'est celle que j'adopte.

Les Turcs, eux qui font également partie de la grande famille arabe, massent comme les Égyptiens et les Africains, selon le témoignage d'Ardouin (thèse de 1815) : ils frictionnent et pressent avec les doigts ; ils pétrissent, pour ainsi dire, toutes les parties du corps. On se fait pratiquer ce genre de frictions nommé *massage*, pendant qu'on est dans le bain, par des femmes ou des enfants, qui ont les mains délicates.

Selon Thévenot et les auteurs du *Dictionnaire des sciences médicales*, le massage des Turcs est assez analogue à celui des Égyptiens ; car, les salles étant chauffées, on ne tarde pas d'y suer ; alors on y est lavé, essuyé, peigné et longtemps frotté avec un morceau de camelot qui débarrasse la peau des débris épidermiques ; puis l'on passe sur le corps du savon et d'autres cosmétiques. Le massage diffère cependant en quelque chose : c'est dans une étuve sèche que l'on se fait masser en Turquie, mais on peut y faire à volonté des ablutions d'eau tiède ou fraîche sur les différentes parties du corps. Le marbre qui forme le pavé de l'étuve est échauffé par le feu que l'on allume dans une salle située au-dessous ; c'est sur ce marbre que l'on est couché. Un esclave étend sur le dos celui qui veut se faire masser ; il pose les genoux sur le ventre et sur l'estomac, et fait craquer les diverses articulations. Bientôt après on fait retourner le baigneur sur le ventre, et l'on pratique sur la partie postérieure du corps ce que l'on avait fait sur l'antérieure. Ces différentes modifications (ajoutent-ils) influent sans doute assez peu sur les effets qui doivent, dans tous les cas, être à peu près analogues.

Il me reste à parler maintenant des médecins qui, depuis le commencement du dix-neuvième siècle, ont traité du massage, et à terminer cette première partie de mon travail par la description de l'art de masser.

Les médecins hygiénistes et thérapeutistes, les praticiens de toute sorte qui se sont occupés du massage sont très nombreux parmi nos contemporains, et cependant nous en comptons fort peu qui aient fait des articles spéciaux sur cette partie. Les gymnasiarques, en particulier, en ont traité presque tous ; nos bains publics ont chacun un ou plusieurs masseurs ; des personnes faisant profession du massage sont établies dans quelques quartiers de Paris ; quelques-uns des établissements thermaux français ont l'avantage de posséder des masseurs, et je citerai en première ligne celui de Bagnères-de-Luchon, et cependant personne, que je sache, n'a songé à donner les règles générales et particulières qu'il faut suivre dans l'art de masser. Cette lacune existe encore, et je tâcherai de la combler.

Je sais bien que chacun des médecins et gymnasiarques qui ont conseillé le massage dans telle ou telle affection, ont donné le moyen de masser la partie malade, et en même temps quelques principes généraux sur le massage général ; mais si les manipulations sont bien indiquées par le massage particulier, il n'en est pas ainsi pour celui qui doit affecter tout le corps ou une partie quelconque. Ils n'ont eu tous qu'un but, celui de prouver que le massage est aussi utile, sinon plus, que n'importe quel autre agent thérapeutique dans une affection déterminée. A cet effet, ils ont donné le moyen de le pratiquer dans la région qui les occupait ; mais, quant à rassembler tous les massages particuliers institués pour en créer une méthode générale capable de faire un masseur, personne, que je sache, n'y a songé jusqu'à ce jour.

Je vais donc tâcher de combler cette lacune, et pour cela je m'appuierai sur tous les différents procédés de massage qui ont été donnés jusqu'à ce jour. Beaucoup nous sont déjà connus par les divers textes que j'ai cités pour prouver que le massage a été connu dès les temps les plus reculés, et qu'il nous a été transmis dans la suite des siècles sans aucune modification importante. D'autres seront tirés des auteurs contemporains que je n'ai pas encore nommés ; mais, comme j'aurai l'occasion de les citer en exposant les manœuvres de l'art de masser, ou en décrivant les effets physiologiques et thérapeutiques, je ne crois pas utile, afin d'éviter des redites, de donner un résumé des travaux relatifs à mon sujet, tirés des auteurs nombreux qui, durant cette époque, se sont occupés du massage. J'aurai soin, à mesure que je décrirai un procédé ou bien que j'indiquerai un effet thérapeutique ou physiologique, de nommer l'auteur auquel je l'ai emprunté. Par ce moyen, j'abrégerai un exposé qui serait trop long, et que cependant je n'aurais pas négligé s'il ne m'eût paru inutile.

J'ai donc ainsi terminé l'historique du massage ; je vais maintenant, dans un second chapitre, traiter de l'art de masser.

CHAPITRE II

DE L'ART DE MASSER

L'art de masser comprend diverses parties qui nécessitent une division pour le bien décrire. Je traiterai successivement dans quatre articles distincts :

1° Des conditions que doit remplir un bon masseur ;

2° Des instruments dont il doit être nanti ;

3° Des manœuvres qu'il exécute sur la personne qui se fait masser ou bien que cette personne fera sur son invitation, et de la définition de chacune de ces manœuvres ;

4° De la manière dont il doit procéder à ces manipulations.

ARTICLE Ier

CONDITIONS QUE DOIT REMPLIR UN BON MASSEUR

Si l'on songe que le massage était pratiqué chez les anciens peuples par des personnes non seulement d'âge différent, mais encore d'un sexe particulier ; si l'on se rappelle que chez les uns c'étaient des jeunes enfants, chez les autres des femmes, chez d'autres des serviteurs ou esclaves, chez d'autres peuples des barbiers, chez d'autres enfin des personnes revêtues d'un caractère sacré et mystérieux, dans cette promiscuité si étrange, il sera difficile d'établir les conditions nécessaires à un bon masseur ; mais si l'on considère les judicieuses observations de M. Sarlandières, en raison de la fatigue extrême que nécessite de la part de l'opérateur un massage bien fait, on pourra sans difficulté aucune établir ces conditions.

L'*âge adulte* est une des premières conditions que doit revêtir le masseur. Trop jeune, en effet, il ne peut soutenir ce pénible travail ; trop âgé, la même raison l'oblige de s'y soustraire. Eût-il même toutes les conditions de force et d'agilité dont le nombre des années n'aurait pu encore lui arracher la jouissance, que dans l'intérêt de sa santé personnelle et en raison des exigences de clients trop souvent harceleurs et ennuyeux, il serait obligé d'abandonner un état pour l'exercice duquel l'âge adulte est presque une nécessité.

Le *sexe* ne doit pas nous occuper, attendu qu'il est inutile de rappeler que dans tout ce qui tient par un lien quelconque à l'exercice de la médecine, un sentiment de haute moralité doit toujours y présider.

Il ne sera pas sans intérêt de lire quelques lignes que j'ai extraites de l'*Introduction de la Clinique,* de M. Trousseau, et qui ont été écrites pour le médecin commençant sa carrière. Le masseur, qu'il appartienne ou non au corps médical, y trouvera une règle de conduite très sage.

« Il n'y a pas en somme un grand inconvénient au point de vue de la pudeur et de la convenance à découvrir un homme ; il n'est pas permis pourtant de le faire si cet examen peut avoir quelque inconvénient pour la santé.

» Ce que je dis là s'applique aux deux sexes ; mais quand il s'agit de femmes, le médecin doit se souvenir qu'il a une fille ou une sœur, et que jamais l'examen ne doit prendre les apparences d'une coupable curiosité.... On peut faire avec la plus grande chasteté les investigations qui semblent être les moins chastes, pourvu que ces recherches soient utiles, et surtout jugées telles par les malades; elles sont acceptées souvent, même avec reconnaissance. Il ne s'agit pas de pruderie, mais seulement de savoir-vivre, et rappelez-vous que le médecin a d'autant plus de chances de réussir dans sa carrière si difficile, qu'il oubliera moins vis-à-vis de ses malades les règles de bienséance, qui sont l'apanage de la bonne éducation. »

Cependant, comme on a vu maintes fois des personnes du sexe éprouver une certaine répugnance à se montrer à des hommes qui ne revêtent pas le caractère indifférent du médecin, je suis obligé d'accepter que des femmes pratiquent le massage ; mais n'oublions pas que la fatigue que nécessite un massage bien fait de la part du masseur est une dépense physique qu'une femme, fût-elle douée de la santé la plus florissante, ne pourrait supporter longtemps, si, surtout, elle pratiquait plusieurs massages par jour.

Les femmes ne craindront pas de se montrer nues à des masseuses, aussi contre l'opinion du docteur Schreiber de Vienne (*Massage*, folio 75). Je ne suis pas partisan de laisser un tissu si léger soit-il, sur les parties à masser même pour le massage hygiénique, car il n'y a que les mauvais masseurs qui excorient la peau, les gens du métier savent s'arrêter à temps pour ne pas la blesser.

Inutile de dire qu'étant obligé de dépenser une certaine quantité de force, le masseur doit être bien portant et jouir complètement de toutes les fonctions physiologiques de ses membres supérieurs.

L'une des principales conditions d'un bon masseur est d'avoir les mains larges, grandes et très musculeuses, la pulpe des doigts très épaisse, afin que, dans les diverses pressions, il ne fatigue point le patient. Il doit avoir la peau des mains très lisse, afin de pouvoir exercer des frictions prolongées sans entamer l'épiderme ; enfin le pouce doit être facilement opposable aux autres doigts, afin que le masseur puisse bien saisir les membres à main pleine, et fixer solidement une partie du corps, quand il est nécessaire.

Toutes ces conditions sont nécessaires au masseur qui fait un massage hygiénique ; mais le médecin spécialiste qui fait un massage thérapeutique doit développer une action spéciale qui lui est propre, action plus puissante chez les uns et qui se transmet, par influence, même par le masseur qui fait un massage hygiénique. Cette action magnétique plus développée chez certains masseurs et plus facile à communiquer chez les sujets influençables, je l'avais décrite dans une première édition, folio 120. Ses lois ont été déterminées depuis par M. le docteur Barety de Nice. Nous y reviendrons au sujet des affections nerveuses.

ARTICLE II

INSTRUMENTS OU ARSENAL DU MASSEUR

L'arsenal des masseurs n'est pas compliqué, car à peine s'il doit compter quelques instruments d'un petit volume ; ce sont : la brosse, le gant, la raclette ou strigil, la roulette, la palette, un faisceau de branches, et accessoirement un corps gras.

1° *Brosse.* — C'est en général une brosse ordinaire de chiendent ou bien une brosse en flanelle qu'on emploie à défaut, on pourrait prendre une brosse de crin que l'on a toujours sous la main. On se sert également d'un morceau de tissu de laine grossière ou de flanelle. Ces divers objets sont utilisés pour faire des frictions douces, modérées ou rudes, suivant les cas.

2° *Gant.* — On désigne sous le nom de gant une espèce de sac de la longueur de la main, fermé à l'extrémité unguéale, et présentant au niveau du poignet un petit cordon, qui, passant dans une coulisse, permet de fixer ainsi le gant au poignet. L'extrémité digitale présente deux compartiments : l'un très large, permettant l'introduction des quatre derniers doigts, et l'autre plus étroit, destiné à la réception du pouce. La partie dorsale de ce gant est d'une étoffe de nature et de couleur indifférente, tandis que la face palmaire est revêtue dans toute son étendue d'une espèce de tissu faisant brosse, et construit généralement avec du poil de chameau. C'est une brosse plus douce que la brosse ordinaire, et dont la flexibilité permet de frictionner uniformément les parties du corps les plus irrégulièrement contournées. Cette brosse, molle et flexible, mérite d'être conservée, car elle est réellement utile. Quand à la nature du poil qui forme la partie essentielle de ce gant, elle n'est d'aucune importance.

Galien raconte que de son temps on se servait d'un gant de peau pour éviter l'excoriation de la peau : aujourd'hui nos masseurs, peut-être plus habiles, se servent de la main toute nue et ne craignent point d'excorier la peau. Le gant qu'ils emploient sert pour faire des frictions excitantes, ainsi que je viens de l'indiquer. Quelquefois aussi il sert à percuter sur les diverses parties du corps que l'on masse.

3° *Strigil, raclette, éponge.* — Le strigil, instrument qu'emploient les masseurs depuis les temps les plus reculés, se trouve décrit par tous les auteurs qui se sont occupés de gymnastique, et Hippocrate n'a pas dédaigné d'en donner la description. Le strigil est un instrument courbé en forme de faucille, mousse sur ses bords et terminé par un manche à l'une de ses extrémités, l'autre étant arrondie et mousse.

Du Choul dit que les strigils ou *estrilles à estuves,* dont se servaient les anciens Romains, étaient en or ou en argent, ou en bronze doré.

Strabon raconte que les Indiens se servaient de strigils légers d'ébène.

Pline dit à son tour que les anciens Romains remplaçaient le strigil par une éponge.

Nos masseurs actuels se servent d'un instrument analogue au strigil, fait en buis ou tout autre bois dur, et l'appellent indifféremment strigil ou *raclette.*

Le strigil ou raclette n'est donc pas un instrument indispensable. Il serait préférable, à l'exemple des anciens Romains, selon Pline, que les masseurs se servissent d'une éponge, ou bien d'un linge avec lequel ils frotteraient avec une certaine force pour enlever les débris épidermiques, l'excrétion des cryptes de la peau, et les restes des produits médicamenteux dans le cas où l'on en aurait employé. Aujourd'hui, dans toute la Turquie, et surtout à Constantinople, ils se servent d'un amas d'étoupe, avec lequel ils râclent le corps. Nos masseurs français préfèrent une éponge ou une serviette et très souvent le bord ulnaire de la main.

4° *Roulette.* — La roulette est un instrument composé de six à huit petites roues ordinairement en buis, large d'un centimètre environ, et de 4 à 5 centimètres environ de diamètre. Ces petites roues sont perforées à leur centre et sont mobiles sur un axe terminé à l'une des extrémités par un manche que le masseur prend à pleine poignée. Le masseur promène la roulette en pressant plus ou moins fortement sur les parties qu'il masse, et imprime aux petites roues composant la roulette des mouvements d'autant plus rapides et plus uniformes qu'il exerce des mouvements de va-et-vient plus prompts. Il détermine avec cet instrument, qui mérite d'être conservé, une pression plus douce, plus égale et aussi certaine qu'avec l'extrémité des doigts.

J'ai vu cependant dans ces derniers temps, un nouvel instrument destiné à remplacer la roulette. Il consiste en petites roues en caoutchouc analogues à de petits pessaires en gimbelette, et emmanchées comme les précédentes.

Ce dernier instrument manque, à mon avis, le but qu'on se propose en se servant de cet instrument, car la pression uniforme que l'on veut exercer sur les fibres musculaires, ou sur les vaisseaux qui se trouvent situés au-dessous et dans la direction de la force appliquée, ne s'applique pas, comme avec la roulette en bois dur, sur l'extrémité de l'axe de cette force représentée par une ligne, mais bien sur une surface représentée par la figure que forme la masse de ces petites roues molles qui se pressent les unes contre les autres et forment une espèce de corps ovalaire représenté dans son grand diamètre par la longueur de l'axe de l'instrument, et, dans son petit diamètre, par l'aplatissement d'autant plus grand que la pression exercée par le masseur sera plus forte.

A mon avis, cet instrument est une mauvaise innovation qui doit être rejetée par tous les masseurs. Cependant il faut reconnaître que, si cet instrument remplit mal les conditions de la roulette, il peut dans certains cas la remplacer utilement et servir en même temps d'instrument percuteur, comme la palette, la férule ou le battoir. A ce point de vue, il mériterait peut-être d'être conservé, puisqu'il serait un instrument à fonctions doubles de percussion et de friction, et que par suite il diminuerait le nombre des instruments nécessaires.

5° *Palette, férule* ou *battoir*. — La palette, que l'on nomme aussi férule, tapette, battoir, est un instrument de 25 à 30 centimètres de longueur, terminé à l'une de ses extrémités par un manche, tandis que l'extrémité opposée présente un disque de 7 à 10 centimètres de longueur sur 6 à 7 centimètres de largeur. Ce disque ovoïde, terminé à l'une de ses extrémités par un manche, sert à exercer la percussion sur les parties très charnues.

Cette palette a été mise en usage par les masseurs dès les temps les plus reculés.

Vainement M. Sarlandières viendrait se déclarer l'auteur du massage qu'il nomme par percussion. Son massage par percussion n'est qu'une des formes du massage des anciens. Il suffit, pour s'en convaincre de prendre une description quelconque du massage des anciens, de remplacer le nom de l'instrument de percussion par le mot *battoir élastique* de la description du massage que M. Sarlandières prétend avoir inventé et l'on obtiendra une description identique. Je dis même plus ; le battoir élastique ne diffère nullement de l'instrument percuteur des anciens que j'ai décrit sous le nom de palette.

Les écrits que je vais passer en revue, prouvent de la manière la plus irrécusable que M. Sarlandières a voulu induire en erreur le monde médical, et il a réussi, car, ainsi que je l'ai dit au sujet du livre de Meibomius et des écrits de Cœlius Aurelanius, MM. Trousseau et Pidoux, dans leur savant *Traité de matière médicale et de thérapeutique,* ont été dupes de ses assertions. M. Sarlandières n'est nullement l'inventeur ni du massage par percussion, ni de la palette que je lui laisserai nommer battoir, bien que MM. Trousseau et Pidoux l'en déclarent.

Je ne citerai encore à l'appui de mon assertion, que des extraits de l'article PERCUSSION du *Dictionnaire des sciences médicales,* rédigé par Percy et Laurent en 1819, c'est-à-dire vingt-cinq ans avant que M. Sarlandières n'ait rédigé son *Traité du système nerveux.*

« *Palette* (instrument de percussion), *palmula, ferula.* — Nous donnons ce nom à une espèce de spatule en forme de raquette, ayant un long manche, épaisse seulement de 4 à

5 lignes et faite avec du bois blanc très léger. L'usage de cet instrument est trop peu connu, et il nous a paru important de fixer un moment l'attention des médecins sur les avantages qu'on peut en tirer dans un grand nombre de circonstances.

» L'emploi de la palette rentre dans le domaine du *massage* et malheureusement cet art n'existe pas en France, et il n'y a encore trouvé ni un maître, ni un apologiste qui eussent pu l'y naturaliser.

» En attendant, nous allons indiquer le parti qu'on peut tirer de notre palette et citer quelques-uns des cas dans lesquels il conviendrait d'y avoir recours.

» Ce mode de percussion *était familier* aux médecins de l'antiquité qui probablement l'avaient emprunté à certains *aliptes* ou *orthopèdes* dont le métier consistait à corriger les vices de structure et de conformation chez les adultes et chez les enfants, ou qui peut-être aussi l'avaient vu pratiquer dans les *promalactérions*, endroits particuliers où, avant d'entrer au bain, on se soumettait à une sorte de *pétrissage* tant avec les mains trempées dans l'eau tiède ou dans un mélange d'eau de sel, de nitre et d'huile (Celse) qu'avec des *battoirs* de diverses formes et de différents bois, lesquels n'étaient maniés que par des personnes bien exercées et le plus souvent par des femmes, parce qu'elles ont la main plus douce et plus légère, dit encore Celse... Galien a recommandé l'emploi de la palette ou l'acte de la férulation en plusieurs articles de ses œuvres, et, pour faire réussir l'application des emplâtres contre l'atrophie, il ne fallait pas négliger l'exténuation des membres à coups de férules, moyen si propre à ramener les sucs nourriciers dans la partie où ils semblent n'avoir plus accès.

» L'art d'embellir, selon Haller et Guyon, était très cultivé chez les anciens, et les médecins ne dédaignaient pas de s'en servir ; c'étaient ceux de cette classe qui usaient le plus fréquemment de la *palette*, et l'on sait que Pline les comparait vulgairement pour cette raison, aux maîtres d'école : *si pedagogis, medicis etiam ferulæ.*

» Il y avait dans les principales villes un établissement appelé ἀνδραποδοκάπελος, où les esclaves à vendre et ayant quelque difformité trop apparente étaient envoyés, aux frais du maître, pour y subir des épreuves capables de tromper les acheteurs, ou pour y acquérir les formes et les agréments qui leur manquaient : c'est là surtout que la *palette* était usitée... Quelques femmes allaient, mais bien secrètement, chercher de la fraîcheur et de l'embonpoint dans ces lieux ordinairement mal famés, et leur mollesse, cédant à la vanité, se prêtait aux coups de palette qu'il fallait y endurer. Tantôt c'étaient des fesses plates dont elles voulaient à toute force faire cesser la défectueuse dépression ; tantôt c'étaient des hanches rentrantes ou ravalées, comme disent nos hippiatres, qu'il fallait à tout prix rendre saillantes et évasées ; alors la *palette* allait grand train et son exercice n'était interrompu que par la *palpation*, la *contrectation* et toutes les ressources nouvelles de la *psellaphie*, mot que nous désirerions voir adopter pour exprimer élégamment ce qu'on appelle lourdement et grossièrement le *massage*, le *massement*.

» Des hommes usés par les excès, se rendaient aussi dans ces maisons...

» Les Arabes, héritiers des préceptes de l'ancienne médecine, ne négligeaient pas l'usage de la palette...

» Le proverbe *se battre les flancs* vient de l'usage où l'on fut autrefois d'exercer soit avec la main, soit avec une *pièce de cuir épais*, soit avec une *palette* quelconque, des percussions en tous sens sur les hypochondres, dans les engouements du foie et de la rate... »

Suit l'énumération d'une foule d'affections dans lesquelles la palette a fait merveilles. Dans certaines dyspepsies, ils conseillent la percussion avec une palette modifiée de la manière suivante:

« On attache un peu de loin, au bout d'un petit bâton en forme de manche, une *vessie de mouton* ou d'agneau qu'on a *gonflée d'air* par l'insufflation, et avec cette espèce de fléau on peut porter partout le bienfaisant effet de la percussion. »

Dans d'autres circonstances, « la palette doit le céder à la *vessie enflée,* quoique entre les mains d'un homme sage, qui en userait avec sobriété et précaution, et qui, au besoin, la couvrirait d'une *enveloppe de peau, de satin* ou *de velours* très fin, elle puisse rivaliser avantageusement avec elle.

» Dans plus d'une conjecture, l'enveloppe dont il vient d'être question peut être nécessaire, parce qu'elle adoucit le choc et la collision, et qu'elle ménage les téguments qui, chez quelques sujets, et chez les femmes surtout, sont d'une texture si délicate que le moindre frottement les enflamme et les excorie. »

« M. Bourdier a proposé pour *masser* les membres, et spécialement les articulations gonflées par l'effet du rhumatisme ancien et opiniâtre, une *baguette* terminée comme celle des *grosses caisses* de musique turque, par un bouton du volume d'une pomme d'api, rembourré de *laine* et de crin, et recouvert de peau de chamois, etc. »

Croyez-vous que M. Sarlandières ait innové quelque chose en pareille matière ? Pour vous en convaincre, lisez ses considérants, qui ne sont pas moins étendus que dans la question de droit la plus épineuse.

« En me rendant, dit-il, un compte physiologique de l'action modificatrice du massage par *pression* employé ordinairement, et ayant égard au sentiment de bien-être éprouvé et à la prompte disparition de la fatigue par le déplacement d'un membre qui est longtemps resté dans une position invariable, ou, ce qui revient peut-être au même, qui a été longtemps exercé d'une manière semblable, j'ai *pensé* que tout ébranlement passivement imprimé aux organes musculaires sans trop intéresser leur irritabilité, et en changeant le mode d'action, pourrait avoir un résultat salutaire, d'autant plus que j'ai cru remarquer que, si une douleur, dont un membre est affecté, enchaîne, comme il arrive souvent, le mouvement que l'on exerce sous l'influence de la volonté, dans la direction naturelle des fibres charnues, un mouvement imprimé en sens contraire, et, par conséquent, au moyen d'une force étrangère, rétablissait la sensibilité dans son état d'intégrité et redonnait l'aptitude aux mouvements naturels et volontaires.

» D'autre part, j'avais remarqué l'extrême fatigue que cause à l'opérateur un massage bien fait. Voulant tenir compte de tous ces motifs et arriver à rendre ce moyen plus commode en même temps que plus efficace, sachant d'ailleurs combien il est difficile de trouver, hors de l'Orient, des gens assez habiles pour exercer convenablement cet art, j'ai pensé qu'une percussion molle, plus ou moins forte, plus ou moins lente, à l'aide d'un corps contondant placé au bout d'un levier, afin de fatiguer moins l'opérateur, pourrait atteindre le même but que le massage par pression.

» Je fis, à cet effet, confectionner des *battoirs élastiques* dont la palette circulaire, de 4 pouces de diamètre, est adaptée à un manche de 10 pouces de longueur. Les palettes, rembourrées de *crin,* sont couvertes de *flanelle* pour les percussions à sec, et de *feutre* ou de *caoutchouc* pour les percussions au milieu de la vapeur aqueuse. »

Je laisse le lecteur comparer les deux textes que je viens de reproduire, et je suis convaincu qu'il sera de mon avis.

Dans l'article de M. Sarlandières, il est question d'une palette couverte en *caoutchouc*. Les anciens ne pouvaient faire des palettes recouvertes de cette substance qu'ils ne connaissaient pas, mais ils y suppléaient par la palette faite avec une *vessie enflée*. Quant à la palette recouverte de laine, ou de crin et de feutre, elle était également connue des anciens. J'estime donc que M. Sarlandières n'est pas l'auteur du massage par percussion. Si MM. Trousseau et Pidoux eussent pris connaissance de l'article du *Dictionnaire des sciences médicales* que j'ai indiqué et reproduit presque tout en entier, ils n'auraient certainement pas dit : « On distingue deux sortes de massage : le massage par *pression,* c'est le mode employé de tout temps ; le massage par *percussion, inventé* et *pratiqué* par le docteur Sarlandières. » Si M. Trousseau n'eût pas été trop confiant dans les assertions de M. Sarlandières, il aurait pu le comprendre parmi ceux pour lesquels il dit dans sa *Clinique médicale* : « On comprendra, du reste, l'erreur de ces illustres praticiens, dont, malgré tout, nous devons dire ce que La Fontaine disait des poètes : « Nous ne saurions aller plus avant que les an-» ciens ; ils ne nous ont laissé, pour notre part, que la gloire » de les bien suivre. »

J'avais cru suffisant pour prouver que le massage par percussion n'avait nullement été inventé par M. Sarlandières, de faire le rapprochement des textes 1° du *Dictionnaire des sciences médicales*, et 2° du *Traité de M. Sarlandières ;* mais malgré l'écrasante argumentation que l'on peut tirer de la simple lecture de ces textes contre mes contradicteurs, mon avis n'a point été partagé par tous les auteurs. Grande a été ma surprise, lorsque, en ouvrant le formulaire des médicaments nouveaux de M. Réveil, j'ai vu que cet auteur persistait à reconnaître, comme MM. Trousseau et Pidoux, un *massage par percussion inventé par M. Sarlandières*. Devant de telles assertions, alors que tant de textes, tirés des auteurs les plus anciens et les plus recommandables, viennent par un commun appui attester l'opinion diamétralement opposée dans l'article de MM. Percy et Laurent du *Dictionnaire des sciences médicales*, article qui semble avoir été rédigé pour les besoins de ma cause, malgré qu'il ait été écrit 30 ans avant l'ouvrage de M. Sarlandières, devant de telles assertions, dis-je, je ne puis que m'écrier de plus fort : Non, il n'est pas vrai que M. Sarlandières ait imaginé le massage par percussion. Que le lecteur tienne pour constant que les textes que j'ai opposés pour légitimer mon opinion sont des arguments sans réplique et qui ne souffrent point de contestation.

M. Réveil, pourtant, lut la première édition de mon ouvrage puisqu'il en critiqua certains passages. Dans l'introduction, j'ai réfuté les critiques de M. Réveil et j'espère avoir légitimé de plus fort les opinions que j'avais avancées. Je suis persuadé que si M. Réveil n'a pas partagé ma manière de voir, au sujet de certaines propositions que j'ai soutenues au point de vue de la gymnastique suédoise et du massage, il aurait certainement revisé son article sur le massage et alors fidèle à la promesse qu'il en avait faite, il aurait donné à cet article les longs développements qu'il mérite et sans doute, modifiant sa première opinion, il aurait reconnu avec moi que M. Sarlandières n'a imaginé qu'un battoir ou palette en caoutchouc. Cette invention aussi bien que celle de M. Bourdié, qui consiste en une baguette terminée par une grosse boule rembourrée de crin ou de laine et recouverte de peau de chamois, n'est qu'une modification de la palette. Certainement le changement que M. Sarlandières fait subir à la palette est une amélioration.

Les anciens pressentant la nécessité de cette modification, avaient imaginé un petit bâton en forme de manche, au bout duquel ils attachaient une vessie de mouton ou d'agneau gonflée d'air ; d'autres avant M. Sarlandières avaient recouvert la vessie enflée d'une enveloppe de satin on de velours. Qu'a-t-il fait de plus que ces derniers ?....

Il a changé l'enveloppe du fluide élastique, l'air, dont on gonflait la pomme de la palette, pour rendre la percussion plus douce et pour ménager les téguments dont la texture trop délicate chez quelques malades s'excorie et s'enflamme facilement. Le satin, le velours, la laine, la peau de chamois, tout avait été employé pour recouvrir la vessie enflée d'air.

Une chose restait à employer ; les arts venaient de faire, du caoutchouc, une industrie véritablement merveilleuse ; M. Sarlandières pensa à cette dernière matière qu'aucun de ses devanciers n'avait pu employer puisqu'on ne savait l'utiliser. De son idée ingénieuse naquit le battoir en caoutchouc. Le battoir élastique des anciens fut changé en un battoir de caoutchouc. Telle fut la découverte, telle fut l'invention de M. Sarlandières !...

Faut-il de ce fait aller jusqu'à attribuer à M. Sarlandières le mérite d'avoir imaginé le *massage par percussion !* Donner de pareils mérites si gratuitement, c'est faire abnégation de l'histoire, c'est oublier à jamais tout ce qu'ont fait nos prédécesseurs, pour nous attribuer sans rougir tout ce que leur génie a pu imaginer et mettre en pratique !...

Revenant maintenant à mon sujet que, pour une satisfaction historique, j'avais un instant laissé de côté, je dis que, malgré les nombreux instruments appelés palettes ou battoirs que les anciens ou les contemporains ont inventés, les masseurs se servent rarement de ces instruments.

S'ils ont une percussion forte à pratiquer, ils emploient les vibrations pointées et profondes et ensuite la percussion proprement dite ou à poing fermé, soit avec un faisceau de branches de bouleau, dont il sera parlé plus tard, soit avec la roulette en caoutchouc dont il a été question ci-devant, soit à l'aide du gant tenu par l'une de ses extrémités.

6° *Faisceau de branches.* — Le sixième instrument faisant partie de l'arsenal du masseur, est un petit faisceau de branches unies ; ce faisceau, bien entendu, ne doit pas être trop volumineux, afin que le masseur puisse le saisir à main pleine, et s'en servir pour l'usage auquel il est affecté. La plupart des masseurs ont adopté les branches de bouleau amollies par l'eau.

J'ignore pourquoi, dans les bains russes, la flagellation se fait uniquement avec les branches de cet arbre ; mais, suivant l'exemple de Rhazès, que j'ai cité plus haut, on prendra des branches de n'importe quel arbre ; cependant il faut qu'elles ne soient pas noueuses, afin de ne pas blesser le patient.

Dans les bains russes cet instrument sert à la fois et d'instrument de percussion et de strigil ; car, après avoir frictionné le corps avec l'eau de savon, les masseurs font tomber la mousse avec la main ou bien avec le corps du faisceau de branches de bouleau dont ils se servent pour ratisser la peau.

M. Klemm de Riga a imaginé un percuteur nouveau, c'est un manche ou poignée en caoutchouc surmonté de trois cordons rigides de la même matière, de cinquante centimètres de longueur. Ce percuteur n'ayant ni la flexibilité trop grande du martinet, ni la rigidité de la palette et des gaules, s'infléchit et se moule sur les parties que l'on frappe et porte vigoureusement son action jusque dans l'épaisseur des muscles. — Il mérite d'être conservé.

7° *Onguents, pommades, huiles, savons.* — Ces différents corps gras sont employés dans un but tantôt thérapeutique, tantôt purement hygiénique.

Les masseurs, en général, peu soucieux du but de l'onction, vantent chacun un corps gras qu'il a adopté et auquel il tient essentiellement, parce qu'avec son aide les mains glissent plus facilement. Il craint moins d'excorier la peau. Je crois donc qu'un corps gras, bien qu'il ne soit pas absolument nécessaire dans le massage hygiénique, est cependant d'une certaine utilité.

Le masseur devrait s'en tenir là, mais trop souvent il se croit médecin et dans l'obligation de donner des conseil au client, quelquefois même en dépit du bon sens. J'en ai vu appeler, comme tout le vulgaire, les tendons des fléchisseurs des doigts, des nerfs, et me faire un petit discours sur les effets du massage sur ces prétendus nerfs. Je vous laisse penser, après une si bonne description anatomique, quel avantage je dus retirer de sa leçon de pathologie.

Sans doute, on peut être masseur sans connaître les noms des parties que l'on touche, mais il est très utile, indispensable même, d'avoir quelques notions d'anatomie et de physiologie, surtout si le masseur est appelé à exécuter un massage thérapeutique formulé par un médecin. Un bon masseur, capable de faire aussi bien le massage sur l'homme sain que sur l'homme malade, doit avoir des notions anatomiques et physiologiques suffisantes, et en cela il ne fera qu'imiter les masseurs des anciens. En effet, les gymnastes, dès les temps les plus reculés, avaient des notions médicales ; il est inutile de répéter encore que le masseur était un gymnaste. Galien raconte que les gymnastes devaient avoir des connaissances chirurgicales, être en état de réduire une luxation, d'appliquer à une fracture le système de déligation le mieux approprié. Presque toujours enfin, à une connaissance approfondie de l'art gymnastique, ils ajoutaient des connaissances médicales si étendues, qu'à partir d'Herodicus, c'est parmi les gymnastes qu'il faut chercher les noms les plus célèbres en médecine : Hippocrate, Dioclès de Carystes, Antylus, Archigène, Galien, etc. L'importance qu'attachaient les anciens aux connaissances médicales et chirurgicales de leurs gymnastes, justifie mon opinion sur la nécessité pour le masseur d'avoir des notions anotomiques et physiologiques.

Le masseur devrait, s'il a l'avantage de posséder quelques notions médicales, s'abstenir rigoureusement de toute opinion personnelle sur la maladie du patient, car il doit songer avant tout qu'il n'est qu'un exécuteur des ordres du médecin ; ce que le médecin a prescrit est chose sacrée, il doit l'exécuter ponctuellement sans commentaires ni en bien ni en mal. (*Magister dixit.*)

Pour revenir à mon sujet, je dis donc que les masseurs peuvent employer dans le massage hygiénique le savon, l'huile, ou comme certains les baumes opodeldoch, nerval et de Fioraventi, etc., mais que ces corps gras ne font pas absolument partie de leur arsenal, sachant que, lorsqu'ils font un massage thérapeutique, ils doivent employer en onctions les pommades, onguents, huiles, baumes, savons, etc., que les médecins auront prescrit, et, dans ces cas, c'est le client qui doit fournir le médicament.

M. Sarlandière, quand il veut obtenir à la peau un effet calorifique et stimulant de quelques heures de durée, emploie la pommade phosphorée. Il l'emploie aussi chez les individus qui ont perdu toute énergie des organes générateurs.

ARTICLE III

MANOEUVRES CONCERNANT LE MASSAGE

Les manœuvres qu'exercent les masseurs sur la personne qui désire se faire masser, sont très nombreuses ; mais certaines diffèrent par des nuances si peu importantes et si délicates, qu'il est presque impossible de ne pas les confondre.

Malgré le nombre de ces manipulations, j'ai pu, en réfléchissant à la manière dont on les effectue, les réunir sous quatre groupes principaux, et j'espère montrer, par le tableau suivant, que réellement, malgré cette surcharge de noms et de manipulations à nuances si peu caractéristiques, les masseurs ne font, somme toute, que quatre genres de manœuvres : la friction, la pression, la percussion et le mouvement.

MANŒUVRES DU MASSAGE

- 1° Frictions. . .
  - Humides seulement.
    - Onctions.
  - Sèches ou humides.
    - Douces
      - Passes.
      - Frôlements.
      - Attouchements.
    - Moyennes ou rudes.
      - Frictions.

- 2° Pressions. . .
  - Sèches ou humides.
    - Douces.
      - Agacements.
      - Chatouillements.
      - Titillations.
      - Taxis.
    - Fortes.
      - Pétrissage.
      - Malaxation.
      - Froissement.
      - Pincement.
      - Foulage.
      - Sciage.

- 3° Percussions. .
  - Sèches ou humides.
    - Douces ou fortes.
      - Hachure.
      - Claquement.
      - Vibrations
        - pointées.
        - profondes.
      - Percussion proprement dite avec le
        - poing fermé.
        - la palette,
        - flagellation.

- 4° Mouvements. .
  - passifs.
  - doubles concentriques.
  - doubles excentriques.
    - Flexion.
    - Extension.
    - Abduction.
    - Adduction.
    - Pronation.
    - Supination.
    - Rotation.
    - Circumduction.
    - Tractions.
    - Torsions.
    - Secousses.

Un mot sur chacune de ces manipulations, car quelques-unes ont des noms si peu familiers qu'on ne pourrait en découvrir la signification sans une description préalable.

§ 1er. — DES FRICTIONS

Tout le monde sait ce que l'on doit entendre par frictions : ce sont des frottements avec plus ou moins de force, plus ou moins de rapidité, exercés sur une ou toutes les parties du corps, soit avec la main, une brosse ou du linge comme la flanelle.

Les frictions sont dites sèches ou humides, suivant que l'on emploie ou non un corps gras ou un principe médicamenteux, comme huiles, liniments, onguents, baumes, pommades, etc.

L'*onction* est toujours humide ; elle a pour but d'étaler avec douceur un principe médicamenteux sur une ou plusieurs parties du corps. L'onction ne fait pas, à proprement parler, partie des manœuvres classées parmi les frictions, puisque celles-ci réveillent l'idée d'un frottement ; mais comme elle est souvent le prélude de la friction, je ne devais pas la passer sous silence, et, comme Oribase le dit avec Galien, elle aide à la rapidité et à la douceur de la friction, et en même temps elle procure un autre avantage très considérable, celui d'affaiblir la tension et de ramollir les parties. Nous pouvons ajouter à ces avantages celui de faciliter l'absorption des médicaments par la peau, suivant la méthode iatraleptique.

Dans un article sur l'apothérapie, Hippocrate divise les frictions, qu'elles soient humides ou sèches, en douces, moyennes et rudes. La friction douce et modérée se reconnaît, dit Oribase, toutes les fois que la partie frottée ne dépasse pas la *rougeur fleurie ;* si elle est accompagnée de pressions fortes et prolongées, elle constitue des frictions *rudes*. Les moyennes tiennent le milieu entre les rudes et les douces.

Les *passes,* les *frôlements* et les *attouchements* des masseurs actuels ne sont, selon moi, que des variétés de la friction douce, les frictions moyenne et rude n'étant autre chose que la friction proprement dite.

Les *passes* consistent dans l'application de la pulpe des doigts des deux mains sur la partie médiane du front, pour de là les faire glisser doucement, légèrement, sans jamais abandonner la partie, chacune des deux mains de chaque côté du front, en descendant sur les tempes, les paupières, les joues, sur les parties latérales du cou, les épaules et la racine des bras jusqu'aux extrémités des doigts ; puis, abandonnant brusquement les parties touchées, on réapplique les doigts sur le front du patient et l'on redescend soit jusqu'aux bras comme précédemment, ou bien le long de la paroi antérieure du tronc de chaque côté jusqu'à l'extrémité des pieds.

Ces *passes* ont une véritable action magnétique ; elles sont utilisées dans le massage thérapeutique, je les ai trouvé indiquées dans plusieurs affections par M. Georgii et les élèves de Ling. Je me borne à les signaler. M. le docteur Mervy de Paris a su tirer parti de l'action combinée du massage et du magnétisme. J'en parlerai au sujet de l'atrophie musculaire.

Les *frôlements* consistent dans des mouvements lents de va-et-vient, allant de la périphérie au centre et du centre à la périphérie ; ils sont faits avec la pulpe des doigts de l'une ou des deux mains et accompagnés d'une pression modérée.

La promenade de la roulette avec une pression très modérée est moins fatigante pour le masseur et remplit le même but.

Les *attouchements* indiqués par quelques auteurs ne se trouvent pas définis, c'est pourquoi j'ai cru ne devoir que les signaler et les confondre avec la friction douce, pensant qu'ils ont la signification que tout le monde leur donne.

Les frictions moyennes et rudes sont constituées par des frottements plus ou moins rapides et accompagnés d'un peu plus ou d'un peu moins de pression.

On s'accorde à reconnaître quatre sortes de frictions, suivant la direction que l'on imprime à la main ou à l'instrument avec lequel on frictionne.

Si l'on imprime à la main des mouvements de va-et-vient en droite ligne, les frictions sont dites *rectilignes;* ne suit-on pas régulièrement le premier mouvement de va-et-vient, la friction prend le nom d'*anguleuse;* si l'on fait décrire à la main, en allant d'une extrémité à l'autre de la partie à masser, des lignes courbes formant la moitié ou les trois quarts du cercle, la friction se nomme *spirale;* enfin la friction est dite en *courbes concentriques* et *excentriques*, lorsque, partant d'un point pris comme centre, on décrit, par des mouvements en cercle, des circonférences de plus en plus grandes jusqu'à la limite de la partie à frictionner, et que, de ce point-là, on revienne, par des circonférences de plus en plus petites, au premier point de départ.

§ II. — DES PRESSIONS

La pression s'exerce à l'aide de l'extrémité des doigts seulement, ou bien de la main entière ou d'un instrument comme la roulette. Elle a pour but de serrer, d'une manière subite et intermittente, la partie sur laquelle on veut exercer son action, soit entre le pouce et les quatre autres doigts opposés diamétralement, et séparés par la partie que l'on doit presser, soit entre les deux mains, dont l'une sert de point d'appui, tandis que l'autre sert de corps comprimant.

Quelquefois on se sert de la roulette, qui imprime une pression aussi forte, mais moins pénible à supporter.

La pression, suivant son degré de force, peut être divisée en *douce* ou modérée et en *forte*.

1° La pression douce comprend l'agacement, le chatouillement, la titillation et le taxis.

a. L'*agacement* et le *chatouillement* qu'il n'est pas nécessaire de définir, ont été employés plutôt dans un but lascif que thérapeutique, aussi ne ferai-je que les mentionner.

b. La *titillation* a été employée dans certaines affections, et les accoucheurs s'en servent encore assez souvent. Il en sera question au sujet des affections des organes génito-urinaires.

c. Le *taxis*, que pratiquent les chirurgiens sur les tumeurs herniaires, n'est, d'après la définition qu'en donnent MM. Gosselin, Nélaton, Vidal, qu'une pression méthodique qu'on exerce avec la main sur une tumeur herniaire pour la réduire. Le chirurgien, disent-ils, applique une de ses mains sur la base de la tumeur, dont ses doigts embrassent la ciconférence, et exerçant avec ceux-ci des mouvements variés, il la refoule peu à peu vers l'ouverture aponévrotique. Cette pression est analogue à celle que pratiquent les masseurs sur les tumeurs ganglionnaires.

Lorsqu'en thérapeutique je parlerai des tumeurs herniaires, j'indiquerai le massage qu'on leur a appliqué, et l'on sera convaincu, je l'espère, que le taxis n'est qu'un massage suffisant très souvent, mais incomplet de la hernie.

Voici comment s'exprime M. le professeur Gosselin au sujet du taxis : « J'ai pour le manuel opératoire deux points » à signaler, d'abord je me suis servi de mes deux mains, » l'une d'elles embrassant la tumeur au niveau de son corps, » l'autre près du collet et cette dernière exerçant des pres- » sions un peu plus fortes que la première, dans la direction » du canal qu'il fallait faire parcourir à l'intestin pour le » replacer dans le ventre. J'ai d'ailleurs combiné la manœu- » vre de façon que tous les points de la tumeur fussent sou- » mis à la pression exercée tantôt d'un côté à l'autre, tantôt » d'avant en arrière. En second lieu, toutes les fois que le » volume de la hernie me l'a permis, je lui ai imprimé des » mouvements de latéralité en la transportant alternative-

» ment en dehors et en dedans afin de dilater, s'il était pos-
» sible, le passage trop étroit que devait franchir l'intestin
» pour rentrer dans la cavité péritonéale. J'ajoute enfin que
» j'ai toujours fait le taxis continu et non pas intermittent. »

Voici comment M. Gosselin distingue le taxis modéré du taxis forcé ; celui-ci du taxis prolongé et du taxis très prolongé :

« Pour moi, dit-il, je considère le taxis comme forcé toutes
» les fois que je suis obligé, pour faire rentrer une hernie,
» d'exercer avec mes deux mains des pressions assez fortes
» pour les fatiguer. Si ce taxis a duré plus de quinze minutes,
» il est prolongé, s'il faut aller au delà de trente minutes, je
» dirai il est très prolongé. »

2° La seconde classe de *pressions* comprend les pressions fortes, qui sont le pétrissage, la malaxation, le froissement, le pincement, le foulage, le sciage.

a. Pétrissage. — Il consiste dans l'application, avec une pression plus ou moins forte, des doigts écartés ou joints sur les masses charnues du corps en faisant ramper la main comme une chenille, selon l'expression de M. Meding.

b. Malaxation. — C'est la même manœuvre, ne différant seulement que parce que la main est appliquée à plat avec plus ou moins de force avant de contracter les doigts pour exercer le pétrissage.

c. Froissement. — Le froissement n'est que le pétrissage de la peau et du tissu cellulaire sous-cutané ; c'est un pétrissage superficiel, tandis que la malaxation et le pétrissage proprement dits doivent agir sur les parties plus profondément situées.

d. Pincement. — Ce mode de pression ne doit pas être poussé jusqu'à la déchirure des parties sous-jacentes. Il a quelque utilité dans certaines affections nerveuses.

e. Foulage. — Dans cette manipulation, les deux mains

étant opposées roulent un membre en descendant plusieurs fois du centre du corps vers la périphérie, pour remonter ensuite vers le point de départ en pratiquant la même manipulation.

f. Sciage. — C'est une pression avec un mouvement de va-et-vient analogue au mouvement de scie, et se pratiquant avec le bord ulnaire de la main.

§ III. — DES PERCUSSIONS

La percussion est une manipulation qui a pour but de mettre en mouvement un agent qui vient frapper subitement et d'une manière intermittente, avec une force déterminée, les parties contre lesquelles on la dirige.

Elle s'exerce à l'aide de la main seule, ou bien à l'aide d'un instrument, tels que la palette, le gant, un linge mouillé, des verges, etc.

La percussion est toujours douce et modérée au début ; elle ne doit devenir forte que graduellement, à mesure que la partie percutée s'habitue, pour ainsi dire, à cette manipulation.

Les modes de percussion sont nombreux, tels sont : la hachure, le claquement, les vibrations pointées ou pointillage, les vibrations profondes, la percussion à poing fermé, enfin la percussion avec la palette ou tout autre instrument, ce qui comprend la flagellation.

a. Hachure. — Cette sorte de percussion s'exécute toujours au moyen de la main seulement. On frappe plus ou moins fortement avec le bord ulnaire de la main et du petit doigt, en tenant les doigts écartés ou réunis à volonté.

Très souvent la hachure se fait avec les deux mains, alors on frappe alternativement avec l'une et l'autre.

b. Claquement. — C'est une percussion faite avec la face palmaire de la main et les doigts étendus modérément.

c. Pointillage ou *vibrations pointées.* — Le pointillage se fait en frappant avec les pointes des doigts réunis en petit ou en grand cercle.

d. Vibrations profondes. — Elles se font avec le poing fermé, tantôt en percutant avec le bord ulnaire de la main fermée, tantôt avec la face dorsale des phalanges.

e. Percussion proprement dite. — On se sert communément d'une ou deux palettes avec lesquelles on frappe alternativement avec une rapidité et une intensité plus ou moins fortes. D'autres fois on se sert du gant, ou de la brosse, ou bien de la roulette, d'un linge mouillé, ou bien encore de branches réunies en faisceau. Ce dernier mode de percussion constitue la flagellation, ainsi que je l'ai dit plus haut.

Tous ces divers genres de percussion se font de quatre manières différentes, suivant les lignes fictives que l'on décrit en frappant.

Frappe-t-on en allant directement de droite à gauche ou d'avant en arrière, la percussion est dite *rectiligne*.

S'écarte-t-on de la ligne droite, la percussion prend le nom d'*anguleuse*.

Si l'on semble décrire fictivement des spires ou des courbes concentriques, la percussion est dite *spirale* ou en courbes *concentriques* ou *excentriques*.

Ces distinctions paraissent minutieuses, je veux bien l'admettre ; mais il serait difficile, sans elles, de comprendre les formules de massages particuliers prescrits par Ling dans certaines affections.

IV. — DES MOUVEMENTS

On doit entendre par mouvements les diverses attitudes passagères que l'on fait prendre aux diverses parties mobiles du corps, attitudes que le patient ne pouvait plus prendre, soit en raison d'une production nouvelle pathologique, soit par manque d'exercice.

Ces mouvements ne comprennent pas toutes les classes de mouvements indiqués par les anciens ; la classe des mouvements *actifs* n'y figure pas, car ils sont exercés par l'individu sans le concours d'une autre personne. Les deux autres classes de mouvements en font partie : tels sont les mouvements *passifs*, c'est-à-dire imprimés par le masseur, sans que le patient y concoure ou s'y oppose, et les mouvements semi-actifs ou semi-passifs que Ling avait divisés en *actifs-passifs* et *passifs-actifs*, mais qu'avec juste raison ses successeurs ont changé de noms, et qu'ils appellent *doubles concentriques* et *doubles excentriques*.

Ces deux expressions demandent à être éclaircies :

Si, pendant que le patient exécute un mouvement actif, le masseur y oppose de la résistance, la forme du mouvement est également double ; c'est un mouvement *double concentrique* ou *actif passif* de Ling.

Si, au contraire, c'est le masseur qui exécute le mouvement sur le patient, tandis que ce dernier y fait résistance, la forme du mouvement est également double ; c'est un mouvement *double excentrique* ou *passif actif* de Ling.

L'explication que donne M. Neumann de ces deux formes de mouvements est claire ; mais le nom que leur donnaient les anciens, de mixtes ou actifs-passifs à la fois, désignait également les mêmes exercices. Ces deux formes de mouvements, que certains auteurs ont cru, dans ces derniers temps, avoir été introduites dans la gymnastique par le fondateur des gymnases royaux de Suède, se trouvent décrites par presque tous les gymnasiarques anciens, et chez les Chinois surtout, de la manière la plus péremptoire. Ling donc n'a que le mérite d'avoir imaginé les mots d'*actif passif* et de *passif actif ;* et ses successeurs deux dénominations bien plus claires, à savoir : celles de double excentrique et de double concentrique.

Ces mouvements faisant partie du massage, il était donc nécessaire qu'au commencement de ce travail, j'établisse que Ling n'a pas créé les mouvements qu'il indique, et que certains auteurs s'accordent à lui attribuer. Il a créé des formules de massage que j'aurai l'occasion de citer bientôt, mais il n'a inventé aucune de ces manœuvres ; toutes étaient pratiquées bien avant lui par les masseurs de différents peuples.

Les mouvements que pratiquent les masseurs, ou qu'ils font pratiquer par le patient, sont : 1° les mouvements ordinaires que les articulations possèdent à l'état physiologique, tels que la flexion, l'extension, l'abduction, l'adduction, la pronation, la supination, les mouvements de latéralité, la rotation et la circumduction ; 2° enfin, des mouvements particuliers, telles sont les tractions, les torsions et les secousses qui s'appliquent plus spécialement aux muscles.

Les mouvements naturels n'ont besoin que d'être signalés ; d'ailleurs, en décrivant le massage, j'indiquerai la manière de les pratiquer. Je ferai remarquer seulement que l'on ne doit faire exercer à chaque articulation que les mouvements qu'elle possède physiologiquement.

Quant aux mouvements particuliers, je vais les décrire immédiatement.

1° *Tractions.* — Ce sont des mouvements imprimés aux articulations en tirant l'une des parties, tandis qu'on fixe l'autre, ou bien tandis qu'on la tire en sens contraire de la première. Ces tractions sont surtout conseillées dans l'entorse pour faciliter le rétablissement normal des parties molles dans le cas où elles seraient restées déplacées.

2° *Torsions.* — Les torsions sont des mouvements qui ont pour siège les parties molles, les muscles principalement. A cet effet, on presse entre les doigts les muscles en les tournant, ou les tordant transversalement aux fibres musculaires. Les brahmanes insistent surtout sur cette manipulation.

3° *Secousses.* — Ce sont des mouvements d'agitation exercés vivement et en saccades. Ces mouvements sont appelés par les uns tremblements, par d'autres ébranlements ; mais tous s'accordent à les comparer au mouvement du *sonneur de cloches.*

Ils consistent, pour les membres thoraciques, à prendre l'extrémité des doigts du patient et à imprimer des secousses très rapides à tout le membre. Pour les membres pelviens, on secoue le membre après avoir saisi le métatarse entre les deux mains.

Telles sont les nombreuses manipulations qu'un masseur est obligé de faire pour qu'un massage soit bien fait ; non qu'il doive passer en revue toutes ces variétés de manipulations pour un massage ordinaire, mais il doit en exercer une grande partie, variant d'ailleurs suivant la partie du corps qu'il masse, suivant que l'organe qu'il veut influencer est situé profondément ou superficiellement, suivant enfin la formule qu'aura donnée le médecin.

Appliquons maintenant ces divers temps et ces diverses manipulations sur le sujet ; c'est l'objet du quatrième article de ma division de l'art de masser.

ARTICLE IV

MANIÈRE DE FAIRE UN MASSAGE

L'homme sain, l'homme bien portant, quand il va se faire masser, ne désire pas retirer du massage tous les effets que la thérapeutique peut exiger de cette grande variété de manœuvres ; il n'a qu'un but, celui de maintenir l'équilibre de ses fonctions. L'homme atteint d'une affection morbide doit lutter, au contraire, contre sa désorganisation incessante, troublant, altérant l'équilibre de ses fonctions et l'amenant plus ou moins vite à sa perte. De là la nécessité, pour le premier, d'un massage simple, rapide, réveillant, stimulant les fonctions de tout son organisme sans en exagérer aucune ; chez l'autre, au contraire, il faut activer les fonctions presque éteintes ; il faut suppléer par l'excès de certaines fonctions à celles qui font défaut ; il faut dans certains cas faire revivre celles qui depuis longtemps ne donnent plus signe de vie. De là la nécessité d'un massage général activant, réveillant toutes les fonctions, et la nécessité bien plus grande encore de prolonger certaines manœuvres sur quelques parties du corps ou sur tel organe désigné afin d'obtenir, tantôt une exagération des fonctions de cet organe, ou de ces parties du corps, tantôt d'en exciter simplement la vitalité ou bien de la faire renaître si elle paraît éteinte.

Pour répondre à cette variété d'effets si nombreux que se propose le masseur, je diviserai le massage en celui de l'homme sain, ou massage hygiénique, et en massage thérapeutique, ou de l'homme malade. Mais comme certaines affections n'intéressent pas l'économie tout entière, il est nécessaire de subdiviser ce dernier en massage thérapeutique général et en massage thérapeutique particulier ; le premier s'exerçant sur tout le corps, tandis que ce dernier ne se pratique que sur la partie malade et ses parties adjacentes seulement.

Massage hygiénique général, massages thérapeutiques général et particulier, tels sont les trois genres de massages que je vais décrire.

A. — *Massage hygiénique*

Nous ne sommes plus au temps où quatre, six et huit personnes étaient chargées à la fois de vous masser ; aujourd'hui une seule personne exécute cette opération ; ce sera aussi dans cette situation que je vais supposer les choses.

Comme il n'est d'aucune importance de commencer par telle partie du corps plutôt que par telle autre, je vais commencer la description du massage général par celle du massage des membres supérieurs, puis je passerai à la description de celui des membres inférieurs. Je décrirai ensuite le massage de la tête et du cou, pour passer de là, à celui de la partie antérieure du tronc et terminer enfin par celui de la partie postérieure du corps.

1° *Massage des membres thoraciques.* — Après avoir fait quelques frictions douces, rectilignes, anguleuses, spirales, en courbes concentriques et excentriques, le masseur augmente peu à peu la pression qu'il exerce avec sa main, et passe graduellement de la friction douce à la moyenne, et de celle-ci à la rude. S'armant ensuite de la brosse et mieux du gant pour un membre qui a si peu d'étendue, et dont les contours sont si variés, il fait des frictions de plus en plus fortes, jusqu'à ce que la peau soit d'un rosé uniforme et légèrement tuméfiée ; alors il fait l'onction avec l'eau de savon ou tout autre corps gras. Cette onction est accompagnée pendant quelques minutes de frictions assez rudes avec la main ou la brosse, ou le gant, ou un morceau de laine ou de flanelle, ou bien, si l'on se sert d'un faisceau de branches, avec celui-ci.

Ceci fait, le masseur exerce quelques modes de pression, dont les plus usités, dans le massage qui m'occupe, sont le pétrissage, la malaxation, le foulage et le sciage. Voici comment il y procède : prenant chaque doigt séparément, il exerce des pressions latérales avec son pouce et la pulpe des quatre autres doigts, qu'il oppose à ce dernier ; abandonnant les parties latérales de cet organe, il pratique la même manœuvre sur les faces dorsale et palmaire du même doigt ;

puis, embrassant entre la pulpe de ses cinq doigts celui du patient, il en pétrit toute la circonférence pendant quelques minutes. Cela fait, il saisit, entre les doigts de sa main gauche, la phalangine du patient et la tient solidement, tandis que, prenant l'extrémité unguéale de la phalangette du même doigt, entre la pulpe du pouce et de l'index de la main droite, il imprime des mouvements de flexion, d'extension et de légère circumduction à la phalangette sur la phalangine. Ensuite, il saisit la phalange avec les doigts de la main gauche, la phalangine avec ceux de la main droite, et comme pour la phalangette, il répète les mêmes mouvements. Ce n'est pas tout; sans lâcher le métacarpien, qu'il tient de sa main gauche, il saisit entre le pouce, l'indicateur et le médius de sa main droite, l'extrémité unguéale de la phalangette de ce même doigt, fait fléchir la phalangette sur la phalangine, celle-ci sur la phalange, et cette dernière sur l'extrémité inférieure du métacarpien ; puis il force ces mêmes phalanges à s'étendre, et tour à tour, il fait exercer à ces trois articulations des mouvements de flexion, d'extension et de circumduction ; enfin, il saisit à main pleine les phalangines des quatre derniers doigts, et imprime des mouvements de flexion, d'extension et de circumduction très rapides aux articulations métacarpo-phalangiennes, phalango-phalangettes et phalangettes-phalangines des quatre derniers doigts. Ces manœuvres, que j'ai indiquées pour un seul doigt, doivent être répétées pour tous les autres.

Cette opération terminée, le masseur pétrit également entre ses doigts le métacarpe et le carpe, en dépassant celui-ci jusqu'au delà du poignet, vers le tiers inférieur de l'avant-bras, fait tour à tour le pétrissage, la malaxation des muscles de l'éminence thénar, de l'éminence hypothénar, presse fortement, en pétrissant, le centre de la main, afin d'agir sur les muscles interosseux, pétrit, malaxe dans tous les sens l'articulation du poignet, et enfin, fixant d'une main l'avant-bras au-dessus de l'articulation du poignet, de l'autre main, prenant à main pleine le métacarpe de la main qu'il masse, le masseur imprime à l'articulation du poignet des mouvements de flexion, d'extension et de latéralité. Il ne pratique les mouvements de pronation et de supination qu'après avoir fait les massages de l'avant-bras et de l'articulation du coude, auxquels nous allons procéder après avoir signalé une dernière manœuvre. Le masseur, saisissant les quatre derniers doigts d'une main, tandis que de l'autre il fixe l'avant-bras au-dessus du poignet, imprime des mouvements rapides d'extension, de flexion, de circumduction à toutes les articulations qui se trouvent à la main et au poignet du patient.

Après avoir fait de nouveau quelques frictions rapides sur l'avant-bras et la partie inférieure du bras, il reprend le pétrissement et la malaxation des muscles de la main, et les continue jusqu'au tiers inférieur du bras, afin d'atteindre toutes les insertions des muscles de l'avant-bas, puis il pratique le *foulage* de l'avant-bras. A cet effet, les deux mains, appliquées à plat de chaque côté du bras, au-dessus de l'articulation du coude, pressent le membre l'une contre l'autre en imprimant des mouvements de va-et-vient, et descendent jusqu'à la main. De là, sans quitter la position, on les fait remonter jusqu'au delà du coude, en imprimant les mêmes pressions et les mêmes mouvements de va-et-vient.

Après le *foulage,* il faut pratiquer le sciage. Fixant l'avant-bras du patient de la main gauche, le masseur applique le bord ulnaire de la main et du petit doigt de sa main droite sur l'extrémité inférieure du bras, et en pressant fortement, il imprime des mouvements de va-et-vient, analogues au mouvement de la scie, à sa main droite, qu'il promène ainsi sur toute la périphérie de l'avant-bras jusqu'au delà du poignet.

Cette opération terminée, il fixe d'une main le bras, saisit de l'autre main l'avant-bras au niveau du poignet, fait exercer à l'articulation du coude les mouvements d'extension et de flexion les plus étendus, exerce, dans une demi-flexion du coude, des mouvements légers de circumduction, puis il imprime à l'avant-bras les mouvements de pronation et de supination, et termine ensuite en prenant l'extrémité des phalanges et en imprimant simultanément tous les mouvements que j'ai indiqués à toutes les articulations du poignet et du coude.

Attaquant ensuite le bras, il frictionne, pétrit, malaxe tous les muscles du bras, dépasse en avant l'épaule, arrive jusqu'à la ligne médiane de la poitrine en pétrissant et malaxant le muscle grand pectoral ; en arrière, il dépasse le bord spinal de l'omoplate, et masse ainsi complètement tous les muscles de l'épaule ; il fait ensuite le foulage et le sciage du bras en s'y prenant comme je l'ai indiqué pour l'avant-bras, et pratique en même temps les mêmes manœuvres jusqu'au poignet ; ensuite il fait, sur toutes ces parties, des hachures, le claquement, des vibrations pointées, des vibrations profondes et la percussion proprement dite, soit avec le poing, soit avec la palette, le gant, la brosse, un linge mouillé, soit encore avec de petites branches, comme je l'ai indiqué en parlant du mode de percussion nommé flagellation.

Tout cela terminé, il faut faire exécuter les divers mouvements propres aux articulations du bras. Pour cela, une main fixe la partie supérieure de l'épaule, tandis que l'autre, pressant le bras un peu au-dessus du coude, élève le bras, l'abaisse, porte le coude en arrière, en avant et exerce des mouvements de circumduction. Quittant ensuite le bras, il répète les divers mouvements d'ensemble que j'ai indiqués pour le coude, le poignet et les doigts, et il termine par des secousses analogues, ainsi que le disent les auteurs, au mouvement du sonneur de cloches. A cet effet, le masseur prend entre ses deux mains, la main du patient et lui imprime des secousses fortes et répétées fréquemment.

Tel est le massage hygiénique du bras qu'on termine en général par une nouvelle friction et une onction avec l'eau de savon et l'éponge, ou bien un linge sec, afin d'enlever les débris épidermiques, l'excrétion des cryptes folliculeux et les restes du corps gras qui a servi à l'onction, quand on en a fait une.

2° *Massage du membre pelvien.* — Après une friction douce, l'onction, la friction moyenne et la friction rude de tout le membre, telle que je l'ai indiquée pour le membre thoracique, on procède aux massages successifs du pied, de la jambe et enfin de la cuisse.

Les manœuvres que l'on fait sur le pied sont moins compliquées que celles que l'on pratique sur la main. Ici, en effet, il est utile de conserver tous les mouvements aux phalanges des doigts, tandis que les orteils ont des mouvements d'une importance très secondaire ; aussi les masseurs ne s'attachent guère qu'à exciter la motilité des articulations métatarso-phalangiennes. A cet effet, après avoir pétri peu de temps les phalanges jusqu'à la partie moyenne du métatarse, le masseur applique une main sur le métatarse, qu'il fixe, et fait exécuter des mouvements de flexion et d'extension aux cinq orteils à la fois, ainsi que quelques légers mouvements de latéralité ; puis, reprenant le gros orteil, il le pétrit séparément et pratique sur lui un massage aussi minutieux que celui que j'ai indiqué pour des doigts de la main. Les orteils massés, il pétrit, malaxe, frictionne fortement et longtemps les muscles du pied, surtout ceux de la plante du pied, sur lesquels il pratique même le sciage et diverses percussions, telles que les vibrations pointées et profondes, la hachure, la percussion, avec la palette ou tout autre instrument ; puis, continuant le pétrissage et la malaxation jusqu'à la moitié inférieure de la jambe, et, après avoir fixé d'une main le pied au-dessus des malléoles, le masseur fait exécuter aux articulations du cou-de-pied les divers mouvements qu'elles sont susceptibles de prendre : l'extension, la flexion, la circumduction et les mouvements de latéralité, ainsi que l'abduction et l'adduction.

Après ce massage on passe à celui de la jambe et du genou. Le masseur pétrit, malaxe de nouveau le cou-de-pied, les muscles de la jambe et remonte aussi jusqu'au tiers inférieur de la cuisse, afin de saisir toutes les insertions musculaires. Il fait ensuite le sciage sur les muscles du mollet et différentes percussions, telles que la hachure, les claquements, les vibrations pointées, les vibrations profondes et la percussion avec le poing, la palette, la brosse, le gant ou bien avec des verges mises en faisceau. Il fait exécuter ensuite au genou ses mouvements propres. Pour cela, il saisit la jambe au-dessus des malléoles d'une main, applique l'autre sur la partie inférieure et postérieure de la cuisse au-dessus du jarret, puis il exécute les mouvements de flexion en soulevant modérément de la première main la cuisse, et de l'autre en ramenant la jambe à la rencontre de la fesse. La flexion ainsi obtenue, le masseur pratique l'extension en s'y prenant de la manière suivante : une main embrasse l'extrémité inférieure de la cuisse et le genou, pendant que l'autre main reçoit le talon dans sa paume, et donne un appui à la plante du pied et aux orteils le long de l'avant-bras ; puis, pressant légèrement sur le genou, tandis qu'il tire à soi et en haut le talon, il ramène la jambe dans l'extension. On ne s'y prend des deux manières que j'ai indiquées que dans les cas où l'on commande au patient de résister, afin de déterminer des mouvements doubles concentriques, selon la méthode de Ling ; ou bien doubles excentriques quand, maintenant la jambe dans cette position, on ordonne au malade de la fléchir ou de l'étendre pendant que le masseur lui oppose de la résistance. Dans les circonstances ordinaires, on fait exécuter ces mouvements en tournant le dos au patient et en pressant d'une main la partie inférieure de la cuisse contre la sienne propre, tandis que, prenant de l'autre main la jambe au-dessus des malléoles, on fait exécuter la flexion, l'extension et de légers mouvements de latéralité.

Restent à masser la cuisse et l'articulation coxo-fémorale.

Après une nouvelle friction, on fait le pétrissage et la malaxation de tous les muscles de la cuisse, en les suivant depuis leurs insertions inférieures, soit au tibia, au péroné ou à la rotule, soit au fémur, jusqu'à leurs insertions supérieures au fémur ou à l'os iliaque. De là la nécessité de reprendre le massage au-dessous du genou, et de le pratiquer jusqu'au-dessus du pli fessier en arrière, du pli de l'aine en avant, et en dedans jusqu'à l'origine externe des organes génitaux. On pratique également le pétrissage et la malaxation sur toute la fesse, car les muscles qu'elle contient concourent au jeu de l'articulation de la hanche. Ces deux manœuvres opérées, on fait le foulage de la cuisse, celui de la fesse ne peut être fait à moins qu'on ne saisisse les deux fesses à la fois. Après le foulage, on fait le sciage de toute la partie. On pratique ensuite les diverses percussions, la hachure, le claquement, les vibrations pointées et profondes, la percussion avec le poing fermé ou avec la palette, des verges ou tout autre instrument percuteur. Enfin, on termine par des mouvements imprimés à l'articulation coxo-fémorale et aux muscles. Dans cette partie, les muscles étant les plus longs et les plus gros de l'économie, on peut produire, plus facilement qu'aux membres supérieurs, les mouvements de torsion des muscles, qui consistent à les saisir en les tournant, les tordant entre les doigts transversalement à la direction des fibres musculaires. Cette manœuvre, usitée également pour les muscles du mollet, des fesses, des bras et des avant-bras, n'est guère employée dans le massage hygiénique qui, seul, nous occupe en ce moment. Ces mouvements terminés, on passe à ceux de l'articulation coxo-fémorale, qu'on pratique de la manière suivante :

Une main fixe le bassin, en appuyant à plat sur l'épine iliaque antérieure et supérieure, tandis que l'autre embrasse à pleine main le jarret et soulève la partie inférieure de la cuisse pendant que la jambe fléchit sur cette dernière, si le patient ne résiste pas, ou bien reste étendue sur elle, si le patient résiste. La flexion obtenue, on ramène la jambe dans l'extension en maintenant toujours d'une main le bassin et en entraînant en bas la partie inférieure de la cuisse que l'on tient comme pour la flexion.

Pour imprimer le mouvement de circumduction à la cuisse, il faut appliquer une main sur le bassin, comme je l'ai déjà indiqué, ordonner au client de tenir la cuisse à demi fléchie ainsi que la jambe, puis, appliquant l'autre main sur le genou fléchi, on exerce des mouvements de circumduction, d'abduction et d'adduction, etc.

3° *Massage de la tête et du cou.* — Les massages de la tête et du cou ne sont qu'à peine effleurés chez l'homme bien portant, mais ils reçoivent de grandes modifications chez l'homme malade. Ce sera aussi dans les massages thérapeutiques de la tête et du cou que je donnerai de grands développements sur les massages de ces régions ; ici je ne ferai pour ainsi dire que les signaler.

a. *Massage de la tête.* — A peine si l'on exécute quelques pressions sur les muscles de la face et quelques frictions en courbes concentriques, excentriques et spirales sur la face et le cuir chevelu. Quant aux mouvements, on ne fait exécuter que ceux du maxillaire inférieur : d'une main, le masseur fixe le front, saisit, entre le pouce, l'indicateur et le médius de l'autre main, le menton, auquel il fait exécuter les mouvements d'abaissement, d'élévation, de latéralité et d'avant en arrière, après avoir recommandé au patient d'ouvrir modérément la bouche et de ne point résister. En général, les masseurs bornent le massage hygiénique de la tête à une friction du cuir chevelu avec la main, la brosse, puis avec un linge sec, et font à peine quelques frictions sur la face.

b. *Massage du cou.* — Le cou étant modérément tendu, le masseur pétrit entre les doigts de chaque main, à partir du niveau du bord interne des clavicules, où les deux mains du masseur se touchent, jusqu'au-dessus des apophyses mastoïdes de chaque côté, et ne s'arrête là qu'au niveau d'une ligne horizontale qui irait en arrière de l'extrémité supérieure du pavillon d'une oreille à l'autre. Il dépasse ainsi les insertions des muscles sterno-mastoïdiens et postérieurs du cou. Après avoir bien pétri cette partie, il descend en arrière jusqu'à l'omoplate de chaque côté, et masse ainsi l'extrémité supérieure des muscles trapèzes. Il exerce ensuite quelques pincements sur ces muscles, surtout sur les sterno-mastoïdiens ; exécute quelques mouvements de scie sur les parties postérieures du cou, quelques hachures légères, quelques claquements, quelques vibrations pointées, quelques percussions même assez fortes avec la palette, le gant ou la brosse, ou bien avec des verges. Passant à la partie médiane et antérieure du cou, il prend le larynx entre les doigts d'une main, imprime quelques mouvements de latéralité, légères secousses rapides qu'il nomme tremblements ou ébranlements, puis il passe légèrement la roulette sur toutes ces parties. Cela fait, il applique une main sur le sommet de la tête, à laquelle il imprime des mouvements de flexion, d'extension, de latéralité et de circumduction, tandis que de l'autre main il fixe les épaules et qu'il commande au patient, tantôt de résister aux mouvements qu'il détermine, tantôt d'exécuter lui-même ces mouvements, pendant que le masseur y oppose une résistance intelligente.

4° *Massage du tronc.* — Le patient étant couché sur le dos et légèrement incliné sur le côté qu'on ne masse pas le premier, le masseur pétrit, à partir de l'épaule, la partie antérieure du muscle deltoïde, puis, bordant le bord inférieur de la clavicule, il pétrit, malaxe le grand pectoral ; il quitte encore ce muscle pour pétrir et malaxer tout ce qu'il trouve depuis une ligne fictive tirée du bord externe du muscle grand dorsal en arrière jusqu'à la ligne qui marque la partie médiane de la poitrine et de l'abdomen en avant, et de haut en bas, depuis le creux de l'aisselle et la clavicule, en avant et en haut, jusqu'à la crête de l'os des îles. Après avoir pétri, malaxé et fait le sciage de cette partie, il ordonne au patient de s'incliner sur ce côté, afin de dégager l'autre épaule, et reprend les mêmes manœuvres sur cette partie. Cela fait, il exerce presque toutes les manœuvres de la percussion, hachures, claquements, vibrations pointées et profondes, la percussion à poing fermé ou avec la palette, le gant, la brosse ou des verges ; puis, ordonnant au patient de se coucher sur le ventre, il reprend le pétrissement et la malaxation des muscles postérieurs du cou, descend en pétrissant et malaxant de l'extrémité postérieure et supérieure du cou jusqu'à l'origine de la rainure interfessière, remonte ensuite jusqu'au point de départ pour refaire le même trajet plusieurs fois, afin de masser la masse sacro-lombaire ; puis, abandonnant la ligne médiane, il pétrit, malaxe de chaque côté de la ligne médiane, tous les muscles du dos, en empiétant un peu sur les parties qui ont été précédemment massées, et il termine par des percussions diverses, c'est-à-dire la hachure, le claquement, les vibrations et les diverses percussions, soit à l'aide des mains ou d'instruments appropriés. Puis, il imprime les divers mouvements à la colonne vertébrale à l'aide du genou appliqué doucement sur le ventre du patient, tandis que les deux mains du masseur se croisent derrière son cou et le forcent à s'incliner en avant ; puis, appliquant le genou sur les fesses du patient et le prenant par les deux épaules, le masseur le force à s'arc-bouter en arrière. Ensuite, il lui imprime des mouvements latéraux en appuyant fortement, tantôt sur l'épaule droite, tantôt sur la gauche, de manière à faire exercer les inclinaisons de ce côté.

Cela terminé, à l'aide d'une éponge humide, le masseur fait une friction douce de tout le corps, ou pour mieux dire, un lavage général, si le patient ne doit pas immédiatement prendre un bain.

Tel est le massage général hygiénique tel que je l'ai vu pratiquer un grand nombre de fois. Je dois y signaler quelques lacunes regrettables. Les masseurs en général sont peu soucieux de suivre la direction des muscles dans leurs malaxations et leurs pétrissages. Ils auraient certainement de meilleurs résultats de cette pratique. J'en ai vu un qui, connaissant bien l'anatomie descriptive, suivait avec raison les muscles dans leur forme et jusqu'à leurs attaches ; il évitait de frapper fortement sur le trajet des principales veines superficielles et toute percussion le long des artères importantes. Dans toutes ces parties il n'exerçait que des frictions très douces, les pressions les moins fortes, et se bornait souvent à ne passer que la roulette le long du trajet des vaisseaux.

Ce procédé est le plus convenable à mon avis ; je dois avouer cependant que, s'il y a du danger à se livrer entre les mains de gens pour la plupart ignorant les inconvénients de leurs manœuvres inconsidérées, le résultat est pourtant le même, du moins quant au massage hygiénique. On éprouve, en effet, le même sentiment de bien-être après un massage scientifiquement bien fait qu'après cette opération faite empiriquement.

B. *Massage thérapeutique*

Le massage thérapeutique, c'est-à-dire le massage fait dans un but médical et d'après l'ordonnance du médecin, comprend deux ordres de massages, le massage *général* et le massage *partiel* ou *particulier,* pour me conformer au langage des masseurs.

1º Massage thérapeutique général

Lorsque le médecin désire que le massage thérapeutique soit général, il doit avoir soin de le préciser dans son ordonnance et alors le masseur, se conformant à cette prescription, exécute le massage tel que je l'ai indiqué et décrit ci-dessus. Cependant le médecin le prescrit rarement ainsi, car souvent il veut profiter d'un des bénéfices certains du massage pour faire absorber par la peau une substance médicamenteuse. Dans ce cas, il doit, ainsi que je l'ai fait observer ci-devant, ordonner au masseur d'insister sur la friction et déterminer lui-même le principe médicamenteux qui doit servir pour faire l'onction.

Je reviendrai plus loin sur l'activité avec laquelle les masseurs réveillent les fonctions de la peau et la facilité plus grande que l'on obtient par le massage pour faire absorber les médicaments lorsqu'on veut user de la méthode iatraleptique.

Dans certaines circonstances, il importe au médecin d'observer, dans la formule qu'il livre au masseur, d'insister davantage sur tel ou tel ordre de manipulation, car dans un cas donné, ce sera sur les pressions et les frictions qu'il faudra insister plutôt que sur la percussion et les mouvements ; d'autres fois, ce sera sur tel ou tel organe, sur telle ou telle autre partie du corps que l'on désirera que les effets du massage se fassent sentir plus particulièrement. Il sera donc nécessaire, suivant l'une ou l'autre de ces considérations, que le médecin indique dans sa prescription l'organe qui doit être massé spécialement ou bien la région du corps sur laquelle le masseur doit manœuvrer plus longtemps. Il désignera aussi le genre de manœuvres que l'on doit exécuter avec plus de soin et de persistance.

De cet aperçu général découle la conclusion suivante : Le massage thérapeutique général n'est, somme toute, que le massage hygiénique modifié dans sa forme plutôt que dans sa substance même, selon les besoins que la maladie a suggéésr au médecin.

Il n'est donc pas nécessaire de faire la description du massage thérapeutique général. Si quelques formules particulières sont prescrites par le médecin, pour le massage d'un organe particulier, ou d'une certaine partie du corps, en raison d'une affection spéciale, ces formules trouveront leurs manœuvres indiquées et décrites suivant les auteurs les plus recommandables qui ont traité des massages particuliers, dans l'article suivant, où je m'occuperai des massages thérapeutiques de ce genre.

2° Massages thérapeutiques particuliers.

Je suivrai dans la description des massages thérapeutiques particuliers le même ordre que pour le massage hygiénique général.

§ I. — MASSAGES PARTICULIERS DES MEMBRES THORACIQUES.

a. *Articulations des phalanges.* — Le massage des articulations des phalanges devra être fait comme je l'ai indiqué quand il a été question du massage hygiénique des doigts. Un cas cité par Récamier le prouve, car il dit que, lorsqu'une articulation des phalanges ou de toute autre partie n'aura pas ses mouvements libres, on devra chercher à obtenir les mouvements nouveaux graduellement, insensiblement, modérément, allant jusqu'à la douleur, s'arrêtant quand on obtient celle-ci, et gagnant à chaque séance de massage un peu plus de terrain, jusqu'à ce qu'on obtienne la liberté complète des mouvements qui peut se faire attendre longtemps. Malgaigne s'exprime dans le même sens lorsqu'il dit dans ses *Leçons d'orthopédie* (1862) : « Pour les phalanges, vous ne devez essayer que des petites flexions... Je saisis l'articulation malade et je la fléchis jusqu'à ce que la douleur ne soit plus tolérable... Si la douleur s'éteint, on peut continuer la séance, vous pouvez fléchir un peu davantage ; mais vous vous arrêterez encore devant un nouveau cri, et si alors la douleur provoquée met plus d'une minute à disparaître, vous ne devrez pas reprendre la séance. »

Ces deux auteurs nous donnent l'enseignement utile qui suit : En massant les doigts, il est important d'arriver jusqu'à déterminer de la douleur au patient ; cependant il faut éviter d'agir avec trop de violence et savoir s'arrêter devant la douleur lorsqu'elle ne sera plus tolérable, pour reprendre aussitôt qu'elle reviendra à cesser. M. Malgaigne va plus loin, il indique en quelque sorte le degré de douleur auquel le masseur doit rester sourd : « Si la douleur, dit-il, persiste après une minute de repos, l'on doit cesser le massage et renvoyer la séance. » Des accidents inflammatoires très graves pourraient survenir par suite de manœuvres inconsidérées, il est de bonne pratique d'aller avec plus de douceur que ne l'indique M. Malgaigne.

b. *Massage thérapeutique du poignet et de l'avant-bras.* — Lorsque pour une cause quelconque, les organes locomoteurs sont restés dans un repos trop prolongé, les mouvements deviennent plus difficiles, incomplets, et se perdent même ; l'indication naturelle qui en découle est d'imprimer des mouvements à ces organes, et le massage tel que je l'ai indiqué est le meilleur moyen. En imprimant les manœuvres du massage, on observe des douleurs assez vives ; celles-ci ne doivent pas arrêter le masseur, car elles disparaissent promptement à mesure que les mouvements reviennent. Il n'y aurait contre-indication que dans les cas où des phénomènes inflammatoires se seraient développés.

Toutes les fois qu'il y a roideur articulaire du poignet, dit Bonnet, il est rare qu'on n'observe pas en même temps des adhérences dans les gaînes tendineuses des fléchisseurs des doigts et des roideurs dans les articulations des phalanges. De là il résulte que toutes les fois qu'il y aura roideur articulaire dans le poignet, il sera nécessaire d'imprimer des mouvements aux doigts aussi bien qu'à la totalité de la main ; de sorte que les alternatives de flexion et d'extension des doigts allongeront et relâcheront les fléchisseurs et les extenseurs des doigts, les feront mouvoir dans leurs gaînes, par là allongeront ou déchireront les adhérences qui les tenaient immobiles.

Dans les mêmes circonstances, Récamier avait déjà constaté la nécessité de masser les muscles de l'avant-bras.

Il résulte donc de ces textes qu'il faut, dans le cas qui nous occupe, masser de l'extrémité des doigts jusqu'au tiers inférieur du bras, afin d'intéresser les muscles de l'extrémité d'une insertion à l'autre.

Dans l'entorse du poignet, MM. Bizet, Brulet, Razin, Lebatard, Quesnoy, etc., conseillent de procéder comme dans l'entorse du pied, à la description du procédé de massage à laquelle ils renvoient.

Il résulte donc de la lecture attentive de leurs procédés que, dans l'entorse du poignet, il faut procéder comme je l'ai indiqué, lorsque j'ai parlé du massage hygiénique, seulement il faut insister sur le pétrissement, ainsi que sur les mouvements avec quelques tractions. Il faut d'abord procéder très lentement, très doucement, aller graduellement de la pression la plus douce et des mouvements les plus faibles jusqu'à la pression très forte et aux mouvements les plus étendus. On ne tiendra pas compte d'une douleur assez vive qui doit disparaître après quelques manipulations d'environ un quart d'heure, quand les tendons qui font hernie à travers leurs gaînes, seront revenus à leur place normale ; car leur direction vicieuse est cause de la douleur et de la gêne des mouvements aussi bien que les lambeaux de la capsule fibreuse déchirée qui peuvent s'interposer entre les surfaces articulaires. Par ces mouvements de flexion et d'extension, ceux-ci se dégagent, et les causes de la douleur disparaissant, celle-ci doit nécessairement se calmer.

Ces réflexions s'adressent à toutes les entorses et à toutes les roideurs articulaires des gaînes tendineuses et musculaires, ainsi que le prouvent des faits tirés de la pratique de Hey, d'Astley Cooper, de Hunter, etc.

Voici, du reste, pour se faire une idée de l'ensemble de ces manœuvres, comment procède M. Brulet (de Dijon) dans l'entorse en général : « On débute, dit-il, par embrasser l'articulation malade des deux mains. Avec un ou les deux pouces on cherche les lieux les plus douloureux et la direction que suit la douleur. Lorsqu'on s'est assuré de ces deux faits, on commence par frotter doucement avec les pouces sur le trajet des parties les plus sensibles, tantôt dans un sens vertical, tantôt en décrivant des lignes divergentes. Bientôt la friction est plus énergique, sans cependant la pousser jusqu'à enlever l'épiderme. La douleur s'accroît toujours par elle, et ses aiguillons sont quelquefois d'une grande violence. La conduite à tenir alors varie selon la nature du sujet, son courage, les accidents que cause ce surcroît de douleur, les effets locaux qui en résultent. On prolonge, on suspend ou l'on modère simplement les frictions selon le caractère de tous ces phénomènes. La durée totale de cette opération à laquelle on joint les autres manœuvres du massage varie selon le cas. Généralement on persévère dans tout ce qui la constitue jusqu'à la cessation entière de toute douleur ; c'est le fait le plus commun. Quelquefois il faut revenir pendant deux ou trois jours à cette opération. Chez un petit nombre de sujets on est forcé d'insister sur elle pendant cinq à six jours. »

c. *Massage thérapeutique du coude et du bras.* — Dans les affections qui intéressent l'articulation du coude et pour lesquelles le médecin a considéré le massage comme indiqué, cette opération doit être pratiquée avec les mêmes précautions que celle du poignet, en observant que l'articulation du coude, donnant insertion soit par l'extrémité inférieure de l'humérus, soit par les extrémités supérieures du radius et du cubitus à la plupart des muscles du bras et de l'avant-bras, le massage doit intéresser tout le membre à partir de l'épaule jusqu'à l'extrémité des doigts.

Dans les roideurs articulaires du coude, quelquefois après un massage bien fait, on éprouve des difficultés pour fléchir cette articulation, voici comment M. Malgaigne conseille de s'y prendre (*Leçons cliniques d'orthopédie,* 1862, p. 52) : « J'avais mis à un jeune homme un appareil pour une fracture de la clavicule, et je l'enlevai après trente jours d'immobilité ; le coude était roide et ne pouvait être fléchi ; il était important de lui rendre ses mouvements ; j'ai saisi le bras, mais le biceps résistait énergiquement ; j'ai alors fait fixer l'épaule et le bras par des aides, et appuyant avec force sur l'avant-bras, j'ai pu allonger le membre, puis, séance tenante, faire exécuter à l'articulation du coude tous ses mouvements, les douleurs violentes que ressentait le malade ayant disparu dès que l'allongement fut produit.

» Supposons (continue-t-il) que le coude a été pris d'une arthrite, et que, pendant trente jours, il est resté malade et immobile. Ici pour rétablir les mouvements il faut des tentatives ménagées et réitérées un grand nombre de fois, car ici la résistance est plus forte à raison des épanchements plastiques des tissus fibreux, anormaux, en voie d'organisation, et de plus, nous nous trouvons en face de l'impérieuse obligation de ne pas dépasser, en pratiquant les mouvements, le point indiqué plus haut ; de ne faire, en un mot, que des mouvemouvements gradués, calculés lentement et puissamment exécutés, et que nous puissions arrêter et maintenir à notre gré. »

L'autorité qu'a en pareille matière cet éminent professeur, nous fait un devoir de nous conformer à sa pratique dans les cas analogues aux siens.

d. *Massages thérapeutiques de l'épaule.* — J'ai peu de choses à ajouter à ce que j'en ai dit lorsqu'il a été question du massage hygiénique de la même région. Les mêmes remarques qu'ont suggérées les articulations du poignet et du coude, lorsqu'il en a été question ci-dessus, reçoivent ici leur application. Il est donc nécessaire de suivre les mêmes errements, et de masser les muscles du bras et ceux de l'épaule, car tous entourent par une de leurs extrémités cette articulation, et leur manque de contractilité tenant, soit à la fibre contractile, soit à la gêne dans le glissement de leurs tendons, rendrait infructueuses les manœuvres faites uniquement au niveau de l'articulation.

Quand le masseur éprouve des difficultés trop grandes à mouvoir l'articulation de l'épaule par le procédé indiqué dans le massage hygiénique, il doit recourir au conseil donné par Bonnet (*Maladies articulaires,* p. 576) : « Pour remédier à la fixité des rapports du bras et de l'omoplate, il me paraît, si non indispensable, très utile au moins d'exercer des tractions sur l'humérus, comme si l'on voulait réduire une luxation et l'éloigner par là de l'omoplate. Comme c'est dans la position où l'axe du bras est perpendiculaire à la cavité glénoïde que l'omoplate a les rapports les moins intimes avec la tête de l'humérus, il faut tirer sur cet os en l'amenant autant que possible la direction horizontale ; mais il est évident que ces tractions t ce soulèvement du bras seraient inutiles si l'épaule n'était as solidement fixée... Pour atteindre ce but, un aide placé du côté sain peut embrasser avec ses deux mains la poitrine et l'omoplate. L'immobilité de l'omoplate obtenue, on exerce des tractions sur le bras, et quand on pense avoir légèrement écarté les surfaces osseuses, on imprime à l'humérus des mouvements de rotation et de circumduction. Ces mouvements, d'abord bornés, peuvent devenir de plus en plus étendus ; je pense qu'il faut revenir à ces manœuvres pendant quatre à cinq minutes chaque fois et les répéter une ou deux fois par jour. »

§ II. MASSAGES THÉRAPEUTIQUES PARTICULIERS DU MEMBRE INFÉRIEUR.

a. *Articulations des orteils.* — Il faut se conformer aux principes qui ont été établis pour le massage hygiénique des orteils et aux particularités que j'ai signalées dans le massage particulier des phalanges des doigts de la main.

Dans les roideurs articulaires des orteils, il sera souvent nécessaire non seulement de masser la face dorsale et plantaire du pied, pour rétablir les fonctions des muscles abducteurs, adducteurs, fléchisseurs et extenseurs des orteils, mais, en outre, il sera obligatoire de masser les muscles de la jambe ; car, ainsi que je l'ai indiqué pour les extenseurs des doigts des mains, les roideurs articulaires des orteils ont souvent pour point de départ un vice dans les fonctions des muscles fléchisseurs, extenseurs, abducteurs et adducteurs du pied et des orteils.

b. *Articulation tibio-tarsienne.* — Cette articulation est celle qui a attiré le plus l'attention des masseurs et de certains médecins. On peut dire qu'il n'est pas un médecin qui, traitant du massage dans un but thérapeutique, n'ait apporté son contingent aux manœuvres à exécuter sur cette articulation. Tous les procédés qui ont été indiqués peuvent se résumer à trois principaux : celui de M. Lebatard, celui de M. Girard et celui de M. Magne ; je vais les exposer tous les trois :

1° *Procédé de M. Lebatard dans l'entorse du pied.* — « Le malade étant assis tient la jambe blessée étendue, la plante du pied appuyée sur la jambe de l'opérateur. Il est préférable qu'elle y soit fixée par les mains d'un aide. Si l'opérateur agit sur le pied droit, il embrasse le talon dans la paume de la main gauche, le bascule de bas en haut et d'arrière en avant, exerçant de la sorte une forte traction sur le tendon d'Achille. Le pouce de la main gauche s'étend autant que possible sur tout le gonflement tibio-tarsien, en cherchant à amener derrière la malléole externe tous les tissus qui en sont le siège. Il procède ainsi en maintenant la même position du membre et du talon, jusqu'à ce qu'il ait ramené à sa forme naturelle l'articulation qui, primitivement, était tuméfiée.

» Le gonflement dissipé sous l'influence de cette forte pression dirigée du bord externe au bord postérieur de la malléole externe, le pouce de la main gauche exerce encore des pressions moins puissantes pour terminer l'opération et rendre au pied, sur sa face externe, la forme naturelle.

La main droite agissant de concert avec la main gauche sur le membre droit entorsé, exerce les mêmes mouvements que la main gauche en contournant de la même façon la malléole interne. La main droite prêtant son appui à la main gauche pour maintenir le talon dans la position sus-indiquée, ramène le pouce de la racine du gros orteil au-devant de l'articulation tibio-tarsienne, et fait exercer à celui-ci des mouvements de va-et-vient, de manière à détruire, par une pression simultanée avec le pouce gauche le gonflement qui pourrait occuper la face interne du pied et de l'articulation.

» Lorsque la face dorsale du pied et de l'articulation a, par ces pressions rapides et successives, repris son état normal par l'absence de toute tuméfaction, l'opérateur saisit le talon par ses deux bords plantaires, et de la main droite il contourne l'extrémité inférieure de chacune des malléoles avec le médius et le pouce, dirige ceux-ci dans les rainures sous-malléolaires et exerce, à l'aide de ces deux doigts, une forte pression de bas en haut, du calcanéum au bord du tendon d'Achille jusqu'à l'extrémité inférieure du mollet. Il répète cette pression longitudinale jusqu'à ce que le membre ait repris sa forme primitive. Abandonnant cette traction sur le talon, en le maintenant toutefois dans la main gauche, l'opérateur exerce de la main droite sur la face dorsale du pied entorsé, de fortes pressions qui, dirigées de son extrémité inférieure à la supérieure, contournent l'articulation d'avant en arrière et obliquement de chaque côté. Le pied, par cette manœuvre, retrouve sa forme primitive, et les douleurs déterminées par les différentes pressions, cessent à mesure qu'on les exerce. Le malade peut aussitôt se chausser et marcher. »

Voici maintenant le procédé de M. Girard (*Gazette hebdomadaire,* 1858) :

2° *Procédé de M. Girard.* — « Quelle que soit la gravité d'une entorse, nous ne nous occupons d'abord que du gonflement et de la douleur, sauf plus tard, lorsque nous avons fait disparaître ces symptômes, à constater les complications et à y remédier.

» Le premier temps de l'opération consiste dans de simples frictions excessivement légères, car à peine effleurons-nous la peau avec le bout des doigts. Ces frictions sont exécutées avec la face inférieure des doigts réunis, de bas en haut et de façon à ne pas éveiller la moindre douleur. Après dix, quinze, vingt minutes, il est rare que l'on ne puisse pas exercer une pression un peu plus forte, que nous augmentons ou que nous diminuons suivant les sensations éprouvées par le malade. Rarement a-t-on agi ainsi pendant une demi-heure, que déjà le patient accuse un soulagement notable, surtout appréciable lorsque les douleurs sont continues. — Après ces frictions et lorsqu'on a pu exercer sur le membre endolori une pression que l'on peut évaluer au poids de la main, alors commence le *deuxième temps* de l'opération, que nous nommons le massage proprement dit. Il consiste à agir non seulement avec les doigts que l'on écarte plus ou moins pour les faire glisser dans les gouttières des régions, mais encore avec la paume de la main, de façon à embrasser toute l'articulation et toutes les parties environnantes.

» Dans ces deux temps, nous avons la précaution d'enduire nos doigts et nos mains d'un corps gras, tel que l'huile d'amandes douces, afin de faciliter leur glissement et de rendre leur contact plus doux à la peau. Le deuxième manuel se pratique en observant la même graduation que dans le premier, c'est-à-dire d'une manière douce, moelleuse et sans secousse. Il faut toujours que les mains soient promenées dans le même sens, c'est-à-dire de bas en haut, et qu'elles agissent non seulement sur les points douloureux, mais encore sur toutes les parties tuméfiées.

» Ainsi dans l'entorse du pied et du poignet nous exerçons le massage depuis les extrémités des doigts jusqu'au tiers supérieur du tibia ou du radius, en mettant nos mains alternativement dans la pronation et dans la supination. Pour les autres articulations, nous observons les mêmes principes en agissant non seulement sur la région malade, mais encore sur une grande étendue de celles qui en sont limitrophes.

» Après ces manipulations plus ou moins prolongées, suivant la gravité ou l'ancienneté de l'entorse, nous arrivons à faire opérer à l'articulation des mouvements dans tous les sens, mais seulement alors que les plus fortes pressions faites avec les mains n'éveillent plus aucune sensation douloureuse. Si ces mouvements déterminent quelques douleurs, nous nous en abstenons pour revenir au massage jusqu'à ce que de nouveaux tâtonnements nous démontrent que la jointure peut être fléchie ou étendue sans que le patient accuse de la sensibilité anormale.

» Ces mouvements communiqués ne laissent pas que d'être dangereux, et l'on ne doit y recourir que comme moyen d'appréciation des résultats du massage. »

Ces deux procédés, comme on a pu le voir, se touchent par bien des points ; ils ne diffèrent qu'au point de vue de la hardiesse que l'on peut mettre à exécuter ces manœuvres.

Sans blâmer M. Girard des précautions minutieuses qu'il ne cesse de recommander, je ne veux pas cependant tomber dans l'extrême opposé et faire bon marché de la douleur, comme l'indique M. Lebatard. Je crois qu'il est bon de conserver les tractions et les pressions fortes qu'exerce M. Lebatard, sans toutefois rester sourd à la douleur ; car, ainsi que l'a dit tout récemment M. Malgaigne : « Les pressions et les mouvements sont les meilleurs moyens de calmer les douleurs des muscles et de leur rendre leur contractilité ; aussi vous ne craindrez donc pas d'agir, armés que vous êtes, d'arriver au diagnostic de l'opportunité des mouvements ; vous ne les craindrez pas, alors même que la région est encore tuméfiée ; car la tuméfaction souvent aussi ne cède qu'aux mouvements ; c'est donc un précieux moyen de faire des guérisons. »

Imbu de ces principes, je donne la préférence à un procédé mixte en quelque sorte, celui de M. Magne, dont voici la description :

3° *Procédé de M. Magne.* — « On commence par pratiquer sur le membre, en passant sur la jointure, des frictions d'abord très légères et dont on augmente graduellement l'intensité. Ces frictions doivent être faites sur tout le pourtour de l'articulation, en insistant néanmoins plus longtemps sur les points les plus douloureux. Ce premier temps de l'opération doit durer de quarante-cinq minutes à une heure. A cette époque, la douleur et le gonflement ont déjà sensiblement diminué ; on fait alors exécuter à l'articulation quelques légers mouvements, puis on revient aux frictions que l'on porte au point d'un véritable massage. Au bout de trente à quarante minutes de ces nouvelles pratiques, on fait mouvoir l'articulation dans tous les sens pendant cinq à six minutes. Cette épreuve n'amène déjà presque aucune douleur.

» Enfin, on termine cette série d'opérations par un massage de quinze à vingt minutes, après quoi l'on prescrit au blessé de marcher. La durée totale de l'opération est d'environ deux heures. »

Dans les roideurs consécutives aux inflammations, et quand le membre est resté pour une cause quelconque dans le repos pendant quelque temps, il faut, pour les mêmes raisons que j'ai exposées en parlant de l'articulation du poignet, masser et les muscles du mollet et les muscles du pied, ainsi que les orteils qui auront certainement participé à la même roideur articulaire.

c. *Massage thérapeutique du genou.* — L'articulation du genou a été l'objet d'une étude sérieuse au point de vue du massage.

Dans l'entorse du genou, il faut suivre les principes que j'ai indiqués très longuement pour l'entorse du pied, en s'assurant, comme le recommande Bonnet, de faire exécuter tous les mouvements normaux. Il ne faut jamais négliger de fléchir aussi complètement que possible la jambe, et ne déclarer le malade guéri que lorsqu'on sera arrivé, par des massages successifs, à lui faire exécuter complétement tous les mouvements de l'articulation. « Il faut, dit M. Malgaigne, pour guérir radicalement, que les mouvements que vous imprimez soient conduits à leur dernière limite. J'avais traité un de mes amis d'une hydrarthrose aiguë, je lui fis faire des mouvements, le jeu de l'articulation se rétablit et je le déclarai guéri ; cependant il boitait encore et revint me trouver au bout de quelques jours. Le genou était sain, le flexion étendue était incomplète ; je la fis complète jusqu'à amener le talon à la rencontre de la fesse ; à l'instant même la claudication disparut et il resta guéri.

« Je ne vous donnerai pas l'explication de semblables faits, ajoute-t-il, elle m'est entièrement inconnue ; mais quelle qu'elle soit, le fait reste avec toute sa signification pratique, et j'y attire votre attention en terminant. » (*Leçons d'orthopédie,* 1862.)

Quand on a de la difficulté à mouvoir l'articulation du genou en employant les moyens que j'ai indiqués quand j'ai traité du massage hygiénique de l'articulation du genou, on suit l'exemple de Bonnet. On place le malade dans une situation propre à relâcher les muscles qui peuvent s'y opposer. On atteint ce but en faisant coucher le malade horizontalement sur le dos ; l'ischion s'abaisse alors et les insertions supérieures du biceps, du demi-membraneux et du demi-tendineux se rapprochant de leurs insertions inférieures, l'obstacle qu'ils opposent cesse presque entièrement. Le malade ainsi placé, un aide saisit le bassin et le fixe solidement ; un autre aide s'empare de l'extrémité inférieure de la jambe et exerce une douce traction. Celle-ci est nécessaire pour éloigner le tibia du fémur et faciliter le glissement de leurs surfaces articulaires. En même temps le masseur fléchit le genou sur la cuisse, en suivant les préceptes que j'ai indiqués plus haut, et imprime à l'articulation tous les mouvements qui lui sont propres en allant doucement, graduellement, et en insistant plusieurs minutes, s'arrêtant dès que ces mouvements deviennent douloureux.

Dans les roideurs consécutives, il faut, par les raisons que j'ai exposées pour les autres articulations, non seulement masser l'articulation et les parties voisines situées au-dessus et au-dessous, mais bien encore tous les muscles de la cuisse jusqu'à la racine du membre, ainsi que les muscles du mollet.

d. *Massage thérapeutique de l'articulation de la hanche.* — Inutile de répéter encore que, ce que j'ai dit au sujet des autres articulations, est applicable à celle-ci. Le massage devra être exécuté tel que je l'ai indiqué lorsqu'il a été question du massage hygiénique de cette partie.

Les mouvements de l'articulation, en raison du poids du membre, seront difficiles à imprimer par un masseur seul. Lorsqu'il éprouvera cette difficulté, il fera coucher le malade sur un lit dur ; des aides saisiront à pleine main les parties latérales du bassin, les fixeront solidement ; puis le masseur, après avoir fléchi le genou sur la cuisse, imprimera à celle-ci des mouvements alternatifs d'extension, de flexion, d'abduction, d'adduction, de rotation en dedans, de rotation en dehors et de circumduction.

§ III. — MASSAGES THÉRAPEUTIQUES PARTICULIERS DE LA TÊTE

Je n'ai dit que quelques mots du massage de la tête lorsqu'il a été question de cette région dans le massage hygiénique ; ce que j'en dirai à propos du massage thérapeutique aura aussi des limites très restreintes par une raison bien simple, c'est que je ne trouve ces massages indiqués que dans la *Kinésithérapie* de Ling, et encore sont-ils très peu nombreux. Peut-être Ling était-il sous la même impression que moi; car il me semble que ces massages doivent être peu efficaces. Je dois cependant avouer que, ne les ayant jamais vu mettre en pratique, je me hasarde peut-être trop en exprimant mes doutes.

M. Georgii, dans sa thèse sur la *Kinésithérapie, ou traitement des maladies par le mouvement selon la méthode de Ling et de son successeur Branting,* signale la guérison d'épistaxis et de congestions cérébrales par les procédés suivants :

« Des hémorragies chroniques du nez très abondantes ont cédé à un mouvement de tremblement appliqué à la partie supérieure de la racine du nez (p. 91).

» Une friction (p. 84) d'avant en arrière le long des sinus longitudinaux et transverses mérite d'être mentionnée. Les effets de ce mouvement sont très curieux. Il produit non seulement une contraction dans les téguments du crâne ; mais cet effet se prolonge aussi le long de l'épine dorsale où il excite en même temps un sentiment de frisson. Ce mouvement a été employé avec le plus grand succès dans différents cas de congestion cérébrale.

» Plusieurs cas de congestion cérébrale, caractérisés par des vertiges, des maux de tête, des tintements d'oreilles, des turgescences des vaisseaux de la face, des pulsations douloureuses dans les tempes, des absences de mémoire, des nausées, des insomnies, etc., ont été guéris souvent même en peu de temps... Un cas de *tubercules,* dans l'un des hémisphères du cerveau, traité par des mouvements dérivatifs, ensuite par des percussions circulaires légèrement appliquées avec la main sur la partie supérieure de la tête. Ce dernier mouvement à fait cesser la céphalalgie, la chaleur excessive, les pulsations douloureuses et continuelles, ainsi que les accès de convulsions et les vertiges. La céphalalgie cède en peu de temps à un traitement thérapeutique. » (p. 90, Georgii).

J'ai cité fidèlement le texte de la thèse de M. Georgii, afin que le lecteur puisse juger par lui-même des effets si merveilleux du massage de la tête, effets que je ne peux admettre, malgré le témoignage de M. Georgii, et par lui de Ling et de Branting.

De ces textes, nous pouvons déduire une méthode de massage thérapeutique que l'on pourra pratiquer si on le croit nécessaire, mais que, pour mon compte, je ne crois pas efficace. Ce massage consisterait dans des frictions le long du sinus longitudinal, c'est-à-dire partant d'avant en arrière, du front à la nuque et *vice versa;* puis des frictions du sommet de la tête vers chaque oreille, et enfin des frictions circulaires, ce qui revient à dire, ainsi que je l'avais indiqué dans le massage hygiénique, que l'on pratique sur la tête des frictions rectilignes, anguleuses, et en courbes concentriques et excentriques ; puis dans quelques percussions faites légèrement avec la main, ou claquements modérés.

Quant au massage de la face, il doit être pratiqué comme je l'ai indiqué lors du massage hygiénique de la tête, et M. Georgii n'a ajouté que des mouvements de tremblement appliqués à la *partie supérieure de la racine du nez.* Est-il besoin de dire que cette partie du nez n'est pas mobile et que ces tremblements ne peuvent avoir lieu, à moins qu'il ne considère comme un tremblement du nez les secousses qu'on pourrait imprimer à la tête en prenant le patient par la racine du nez ? Je crois donc avoir suffisamment légitimé les doutes que j'ai émis dans tout cet article.

Depuis la publication de ma première édition j'ai expérimenté certaines pratiques tirées de la *Kinésithérapie* de M. Georgii et je n'ai obtenu aucun résultat qui puisse venir à l'appui de ses assertions.

Avant que mon expérience personnelle ne m'eût prouvé le contraire, je ne pouvais émettre qu'un doute sur le résultat de ces pratiques, je m'excusais, me retranchant derrière mon défaut d'observations à cet égard. Cependant, à propos de l'épistaxis, je refusais d'accepter l'opinion de M. Georgii, disant que quelques respectables que puissent être les dires de M. Georgii et avec lui de Ling et de Branting, ils ne pouvaient en pareilles circonstances m'inspirer la moindre confiance. Mais aujourd'hui fort de mon expérience personnelle, je puis parler avec plus d'autorité. Mes doutes se sont élevés à la hauteur d'une certitude et j'affirme hautement que les manœuvres indiquées par M. Georgii ne produisent aucun effet dans l'épistaxis.

Je n'ai point voulu m'exposer en pratiquant le massage dans les cas de congestion cérébrale, de tubercules du cerveau, ni dans les accès convulsifs et les autres cas dans lesquels M. Georgii prône certains procédés de frictions qui sont de véritables massages. La crainte d'être accusé de témérité m'a empêché d'expérimenter les règles tracées par M. Georgii dans ces cas si graves et si délicats. Je nie, comme par le passé, ces effets prétendus merveilleux et je ne crois pas avoir à craindre d'être taxés de trop de timidité pour n'avoir pas à l'occasion répété les expériences de M. Georgii dans les cas que je viens de signaler.

Pour que le lecteur puisse apprécier lui-même combien j'étais loin de partager l'opinion de M. Georgii, j'ai reproduit le paragraphe 3 tel que je l'avais écrit dans la première édition. L'on verra par cette lecture, que, malgré l'étude spéciale que j'ai faite du massage, je suis loin de le considérer comme une panacée universelle et que je sais au besoin faire ressortir le ridicule et le danger qu'il y aurait à l'employer dans certaines affections. L'on verra également que les hommes les plus éminents, lorsqu'ils épousent une théorie, peuvent quelquefois, en la généralisant dans ses applications diverses, arriver à des conséquences qui ne sont rien moins qu'absurdes.

Massage de l'œil

Schreiber (*Massage,* folio 252) reproduit selon Schenkl la manière de pratiquer le massage de l'œil. Il fixe d'une main la paupière supérieure avec le pouce entre le globe oculaire près du bord palpébral, puis, avec la pulpe de l'indicateur de l'autre main qu'il applique sur la paupière inférieure, il fait des frictions rapides et radiées sur le globe oculaire. Le doigt glissera doucement pour éviter les pressions fortes du globe oculaire, qui dans la plupart des cas, seraient inutiles.

Ces pressions, suivant Chodin, doivent être fortes lorsqu'on veut provoquer la résorption des éléments du cristallin. Il conseille le massage même dans l'*iritis*, et selon Schreiber surtout dans les *opacités anciennes de la cornée* où l'on obtient des résultats dans des délais relativement plus courts que par les médicaments irritants. Les oculistes français et à leur tête M. Abadie viennent de confirmer ces résultats.

§ IV. — MASSAGES THÉRAPEUTIQUES PARTICULIERS DU COU

Après avoir massé le cou, comme je l'ai indiqué dans le massage hygiénique de cette région, il faut insister sur telle ou telle manœuvre suivant le cas.

S'il s'agit d'une contracture musculaire du cou ou torticolis, on masse tout le cou, la région laryngée exceptée, et l'on insiste fortement sur les muscles contracturés qui font saillie sous la peau.

S'il s'agit d'un rhumatisme musculaire chronique du cou, on insiste surtout sur le massage du muscle atteint.

S'agit-il du mal vertébral supérieur ou sous-occipital, il

faut, après avoir pétri, malaxé, frictionné, percuté les muscles du cou, traiter, comme le dit ingénieusement M. Bouvier (*Leçons cliniques sur les maladies chroniques de l'appareil locomoteur*, 1858), le *torticolis osseux,* au moyen des manipulations ; on devra, ajoute-t-il, user de ce moyen avec les plus grandes précautions. Au début, les manipulations ont souvent une heureuse influence sur la maladie osseuse.

Nous savons tous que M. Bouvier entend par manipulations l'emploi des mains pour déterminer les mouvements des articulations lorsqu'elles les ont perdus ou altérés. Pour pratiquer ces manipulations, on s'y prend comme je l'ai indiqué dans le massage hygiénique du cou.

Les parties laryngée, trachéale et pharyngée du cou sont le siège de différents genres de massages suivant les buts qu'on se propose :

1° Massage de la trachée

a. *Manière d'activer la circulation dans les veines et les vaisseaux lymphatiques de la trachée.* — D'après le rapport de M. Georgii, en 1842, on a constaté, par des essais répétés, cette action à la suite d'un mouvement qui consiste dans les vibrations latérales de la trachée faites avec la main de haut en bas, en exerçant une légère pression sur les parties latérales, et en dirigeant les doigts sur la veine thyroïdienne supérieure.

b. *Manière d'activer la circulation des artères de la trachée.* — Lorsqu'on pratique les mouvements indiqués ci-dessus pendant que les muscles antérieurs du cou sont mis en contraction, on obtient ce résultat.

Ces deux moyens sont employés dans certaines affections de la trachée sans lésions organiques, d'après le rapport de M. Georgii (*Kinésithérapie*, p. 78).

2° Massage du larynx

Action sur les cordes vocales dont l'action normale est altérée. — Si l'on applique sur les deux côtés de la trachée, à la région sus-claviculaire, un mouvement de tremblement assez fort avec une pression modérée, l'action se porte vers les filaments moteurs des nerfs laryngés inférieurs et influent sur les fonctions des cordes vocales altérées (Georgii, p. 93).

3° Massage du pharynx

Contre les contractions spasmodiques et les névralgies du pharynx. — Une pression vive se dirigeant vers les parties supérieures et postérieures du pharynx, en le portant un peu en avant, agit sur les filaments sensitifs des nerfs de cet organe, et en même temps sur ceux du pneumogastrique, et, par action réflexe, sur les filaments moteurs des nerfs du pharynx (Georgii, p. 93).

Ces particularités sur les effets des mouvements imprimés à la trachée, au larynx et au pharynx, je ne les ai vues décrites nulle autre part, et je les reproduis sans commentaires.

C'est ainsi que je m'exprimais dans la première édition.

Si, à propos des massages particuliers de la tête dans certaines affections, j'ai protesté contre les conseils ridicules de M. Georgii, j'ai livré sans commentaires les divers effets des mouvements imprimés à la trachée, au larynx et au pharynx; non pas que je les trouvasse entachés du même cachet que les premiers, mais parce que je ne les voyais décrits que dans la *Kinésithérapie* de M. Georgii.

Aujourd'hui, je me plais à rendre justice à cet auteur et je viens fournir une observation à l'appui de son opinion:

Il s'agit d'une cure de *contraction spasmodique du pharynx* chez une jeune personne hystérique.

L'acte de déglutition qui s'opérait chez cette jeune fille, malgré elle et à chaque instant, cessa après un traitement de quelques jours, tandis que les autres accidents hystériformes ne la quittèrent qu'après deux saisons de trente jours chacune, pendant deux années consécutives, aux eaux de Bagnères-de-Luchon. J'ai attribué la cure au massage parce que c'est subitement après la troisième séance du massage que la malade cessa d'avoir ces accidents pendant plusieurs heures. Ces phénomènes de déglutition se renouvellent ensuite d'une manière de plus en plus rare pour disparaître complètement après le huitième massage.

4° Massage des amygdales

M. Quinard en 1879 a décrit le procédé de massage qu'il a employé dans l'*hypertrophie des amygdales :* « Le médecin, dit-il, plonge le doigt dans l'alun pulvérisé puis frotte et presse d'abord doucement, ensuite avec force les amygdales. On donne un gargarisme émollient.

§ V. — MASSAGES THÉRAPEUTIQUES ET PARTICULIERS DU TRONC

Les diverses parties du tronc contenant, soit à l'intérieur, soit à l'extérieur, des organes particuliers, il est nécessaire, pour la description des massages particuliers qui s'exécutent sur ces différents organes, de partager le tronc en plusieurs sections. La partie antérieure du tronc sera divisée en poitrine et abdomen, la partie postérieure en région dorsale et lombaire ; mais, pour l'exécution du massage particulier, ces quatre régions n'en forment réellement que deux, le thorax et l'abdomen : le premier comprenant la poitrine et la région dorsale, le deuxième comprenant l'abdomen et les lombes.

ARTICLE Ier

MASSAGES THÉRAPEUTIQUES PARTICULIERS DU THORAX

a. *Poitrine.* — Le massage de la poitrine doit être fait, comme je l'ai indiqué pour le massage hygiénique, en empiétant un peu sur la région antérieure du cou, sur celle de l'épaule et sur celle de l'abdomen. On insistera beaucoup sur toutes les manœuvres que j'ai indiquées, et à plusieurs reprises on commandera au patient de retenir son souffle pendant qu'on lui infligera une percussion assez forte, afin de porter l'action du massage jusque sur les muscles intercostaux. Puis on fera exécuter avec les deux mains, en pressant de chaque côté de la poitrine, les mouvements forcés d'inspiration et d'expiration. Tantôt aussi, appliquant une main sur la poitrine et une autre sur l'abdomen, on pressera alternativement avec l'une ou avec l'autre main. Celle qui sera placée sur la poitrine ne devra pas presser pendant l'inspiration, tandis que celle qui est placée sur l'abdomen pressera pendant cet acte. On devra, au contraire, relâcher celle-ci pendant l'expiration, et appliquer fortement sur la poitrine celle qui s'y trouve. Par ce moyen, on facilitera les deux actes de la respiration, l'inspiration et l'expiration. D'autres fois on fera l'inverse afin d'obtenir les effets des mouvements doubles excentriques et doubles concentriques, d'après la méthode de Ling, empruntée à Hippocrate et à d'autres, ainsi que le prouve la description de l'apothérapie que j'ai relatée dans l'historique.

Chez la femme, le massage de la partie antérieure de la poitrine est plus restreint, à cause des seins, qui sont dans quelques circonstances l'objet d'un massage spécial dont il sera question plus loin.

b. *Région dorsale.* La région dorsale du thorax devra être massée, comme il a été dit dans le massage hygiénique du tronc, en empiétant sur la région postérieure du cou, des épaules et des lombes. En même temps, on imprimera quelques mouvements à la colonne vertébrale par les moyens que j'ai également indiqués.

c. *Massages de la cavité thoracique.* — La cavité thoracique comprend les organes importants sur lesquels on veut quelquefois étendre les effets thérapeutiques du massage, tels sont les poumons, le cœur.

1° *Massage des poumons.* — Quand on veut que les effets du massage s'étendent jusqu'aux poumons, on commence par le massage de la région dorsale, et l'on achève par celui de la paroi antérieure de la poitrine. Cela fait, on insiste fortement et à plusieurs reprises sur les manœuvres que je viens d'indiquer pour faciliter la respiration, en décrivant le massage thérapeutique de la poitrine. En même temps qu'on recommande au patient de retenir son souffle, on lui fait tenir les bras fixés derrière la tête pour faciliter la dilatation de la poitrine, et on lui fait des frictions et des pressions sur les bras jusqu'aux coudes, sans lui laisser quitter cette position. Cette position est conseillée par Ling.

2° *Massage du cœur.* — M. Georgii dit qu'on pratique des mouvements agissant directement sur les contractions et les autres fonctions du cœur, en soumettant la poitrine à une espèce de vibration, en même temps que cette partie du corps est ramenée en avant par le médecin. Ce mouvement a fait cesser souvent au bout de quelques secondes cette sorte d'évanouissement qui se présente si fréquemment dans les cas de perturbation des fonctions du cœur.

Cette manœuvre que M. Georgii dit avoir pratiquée souvent

mérite peu de confiance. Ne voyons-nous pas en effet tous les auteurs conseiller dans les cas d'évanouissement, une position tout à fait opposée à celle-ci ? La position horizontale et renversée en arrière, les frictions sur la région précordiale, telles sont les premières indications à remplir.

Pour épuiser tous les organes qui se trouvent situés dans cette région, il ne me reste qu'à parler du massage du sein.

d. *Massage du sein.* — Après avoir fait un massage modéré autour du sein, en usant de frictions, de pressions, de percussions et de mouvements appropriés, on passe à cette glande. Une onction est préalablement faite, on exécute ensuite des frictions très douces d'abord, puis modérément fortes, en décrivant des courbes concentriques et excentriques, allant du centre du mamelon à la périphérie du sein, et au delà sur les parties voisines, et revenant de cette position vers le point de départ ; puis on passe à divers genres de pressions. On forme le bout du mamelon en y pratiquant quelques titillations ; on le pétrit ensuite entre le pouce, l'index et le médius, en y exerçant quelques froissements et quelques mouvements de traction. On fait ensuite un pétrissage très doux, très léger du restant de la mamelle, allant du centre de l'aréole vers la circonférence de la glande que l'on dépasse toujours ; puis, prenant le sein entre les deux mains, on en fait la malaxation toujours modérée ; on fait ensuite un froissement en masse ; puis à l'aide des deux mains encore, on fait le foulage du sein en le renvoyant d'une main à l'autre, ce qui constitue le mouvement appelé ballottement. De temps en temps, on y exécute quelques légères percussions soit à l'aide d'une flanelle ou de tout autre linge. Ou peut également s'aider du claquement très modéré, de la percussion avec la palette rembourrée, ou de tout autre instrument dont la pression et la percussion seraient très douces.

La palette ou battoir en caoutchouc de M. Sarlandières est ici d'une utilité aussi grande que l'instrument des anciens, que les masseurs ne connaissent plus, et qui consistait en un manche à l'extrémité duquel on avait fixé une vessie remplie d'air. Enfin, après avoir répété plusieurs fois ces diverses manœuvres, le massage est terminé.

ARTICLE II.

MASSAGES THÉRAPEUTIQUES PARTICULIERS DE L'ABDOMEN

Le massage thérapeutique de l'abdomen ne doit pas être fait d'une manière aussi superficielle que le massage hygiénique.

Veut-on obtenir la diminution des tissus adipeux, et augmenter l'énergie de la contractilité des muscles de l'abdomen, on masse de la manière suivante :

Le malade étant couché sur le ventre, on frictionne, doucement d'abord, puis fortement, les muscles de la région lombaire depuis la partie moyenne du dos jusqu'à l'extrémité inférieure du sacrum ; on empiète en bas sur la région fessière et en haut, sur la région dorsale le long des apophyses épineuses des vertèbres lombaires et dorsales, jusqu'au niveau de l'omoplate et de ce point, latéralement en se portant en avant de manière à atteindre toutes les insertions du grand dorsal, ainsi que la portion correspondante des muscles de la masse sacrolombaire. Ces frictions achevées, on pétrit, on malaxe ces muscles dans différents sens, on y exerce des sciages, des hachures des claquements, des vibrations de toute sorte et des percussions de toute nature ; on fait exercer ensuite des mouvements de flexion, d'extension et de latéralité, comme je l'ai indiqué dans le massage hygiénique. Cela terminé, on exécute le massage des parties latérales, puis on ordonne au patient de se coucher sur le dos et l'on masse la partie antérieure de l'abdomen.

Après avoir fait des frictions, moyennes d'abord, puis rudes, sur la partie antérieure de l'abdomen, soit avec la main, la brosse ou le gant, et dans les directions les plus diverses (rectilignes, spirales, anguleuses, en courbes excentriques et concentriques), on pratique des pressions dans des directions déterminées : d'abord de chaque côté de la ligne médiane qui va du sternum au pubis, en passant par le nombril ; on fait ainsi le pétrissage et la malaxation des muscles grands droits de l'abdomen. Ce pétrissage ne doit avoir de limites en bas qu'à quelques travers de doigt au-dessus du pubis. En haut on va jusqu'au niveau des mamelons, de manière à bien saisir toutes les insertions costales des grands droits. On fait également ensuite le pétrissage et la malaxation des muscles obliques et transverses, en partant de chaque côté du massage que l'on a fait sur la partie médiane, et en se portant latéralement jusqu'à la rencontre de celui que l'on avait précédemment fait dans la région lombaire. Après ces divers genres de pression, on pratique le sciage, des hachures, des claquements, des vibrations pointées ou profondes, des percussions avec la palette ou tout autre instrument de percussion usité, et l'on termine par des seconsses ou ébranlements imprimés aux parois abdominales, et par des pressions subites sur les parois de l'abdomen. Pendant ce temps-là, on ordonne au malade tantôt de résister à la main qui presse, tantôt de rester inactif, tantôt de repousser la main du masseur qui a préalablement comprimé les muscles de la paroi abdominale, afin d'exécuter des mouvements passifs, doubles excentriques et doubles concentriques.

Quand on veut porter l'action du massage sur les organes contenus dans l'abdomen, on modifie le massage d'après les indications suivantes tirées de la *Kinésithérapie* de M. Georgii :

1° *Foie.* — « Un mouvement de tremblement en même temps qu'une pression sur les fausses côtes, à la partie droite du corps, les muscles ayant été préalablement mis en état de relâchement complet par la position du malade, réduisent la masse du foie affecté d'engorgement. »

2° *Diaphragme.* — « Une pression sur les nerfs pharyngiens aux parties latérales du cou coupe les accès de spasme dans le diaphragme. »

Si cette pratique réussit, on aurait beaucoup plus de chances encore par un massage complet fait en ceinture au niveau des attaches du diaphragme.

3° *Estomac.* — « Un mouvement de tremblement appliqué sous les fausses côtes de la partie gauche du corps dans la direction de bas en haut et de dehors en dedans, agit sur la membrane musculaire de l'estomac, ou bien opère une diminution dans la sécrétion du fluide gastrique. »

4° *Intestin grêle.* — Le patient sera couché sur le dos, la tête élevée et bien soutenue, les jambes et les cuisses à demi fléchies sur le bassin, et les pieds appuyés pour produire le relâchement de la paroi antérieure de l'abdomen. Alors le masseur se place à côté du malade ; il porte une main sur la région ombilicale, puis, par une pression égale, saccadée et continuée pendant dix ou quinze secondes, il communique à l'intestin grêle des vibrations avec la main et après un temps de repos égal à celui de l'action, ou un peu plus prolongé selon l'indication il répète trois ou quatre fois le même procédé.

5° *Gros intestin.* — Suivant Ling, si l'on applique une friction anguleuse de bas en haut sur le côté droit de l'abdomen, puis transversalement d'un hypocondre à l'autre et de haut en bas sur le côté gauche, suivant la direction du gros intestin, il en résulte des contractions également réparties dans les diverses parties de cet intestin. Il faut pourtant alors que le corps soit dans une position telle que les parois abdominales se trouvent tout à fait relâchées.

M. Piorry, dans le tome III, p. 81 de sa *Pathologie,* s'exprime à peu près dans les mêmes termes. J'en reproduis le texte à propos des affections intestinales dans lesquelles le massage est indiqué.

6° *Rectum.* — Le massage du rectum a été fait selon plusieurs méthodes. D'après celle d'O'Beirne, on introduit dans l'intestin une canule à laquelle on imprime de légers mouvements, pendant que de l'autre main on pétrit et l'on malaxe le gros intestin comme il vient d'être indiqué ci-dessus.

Au lieu d'une canule, on introduit, le plus souvent le doigt indicateur avec lequel on fait plusieurs mouvements en tous sens pendant qu'on pratique quelques frictions et quelques malaxations sur la paroi abdominale, comme dans le cas ci-dessus. Par ce procédé, M. Delpech a fait cesser spontanément un arrêt au cours des matières fécales.

7° *Anus.* — Le massage de l'anus a été pratiqué dans les cas de fissures et d'hémorroïdes et le procédé varie selon l'affection.

a. *Fissure à l'anus.* — Dans ce cas, Récamier introduisait d'abord lentement un doigt dans l'anus ; après quelques légers mouvements exécutés pendant un certain temps, il en entrait un second, puis un troisième et quelquefois un quatrième. Ce premier temps une fois exécuté avec beaucoup de précautions, le chirurgien exécutait des mouvements de va-et-vient dans tous les sens ; puis il pressait le sphincter entre le pouce et les doigts introduits, et après un certain temps de repos, il reprenait le même pétrissage, et ainsi plusieurs fois de suite, jusqu'à la cessation de la douleur.

Cette idée, aussi originale qu'ingénieuse, selon l'expression de M. Maisonneuve lui-même (*Gaz. des hôp.*, 1849), fit penser à ce dernier que, par un autre moyen beaucoup plus simple, il pourrait arriver au même résultat que Récamier, et alors, au lieu d'introduire plusieurs doigts successivement dans le rectum pour opérer la dilatation du sphincter, il imagina de l'obtenir au moyen de deux doigts sans massage préalable. Telle fut l'origine de la découverte d'une méthode aujourd'hui acceptée par tous les chirurgiens : je veux parler de la *dilatation forcée*.

b. *Hémorroïdes.* — Dans le cas où des hémorroïdes internes viennent faire saillie et former un paquet volumineux au dehors de l'anus, des frictions douces, telles que de légers froissements, des pétrissements modérés et des malaxations, accompagnés de pressions un peu plus fortes, ont pu réduire le volume de ces paquets hémorroïdaux et faciliter ainsi la réduction de la tumeur.

8° *Hernies.* — Le massage, dans les hernies, se fait, comme je l'ai indiqué à propos du taxis, lorsqu'il a été question des manœuvres constituant le massage (folio 92). Cependant, d'après Ling, j'ajouterai un moyen particulier qui ne consiste que dans la position à donner au patient et dans les mouvements qu'on doit lui imprimer. « On commencera la cure de la hernie inguinale par la commotion réitérée des jambes élevées verticalement vers le tronc horizontalement couché, non seulement pour faire tomber les intestins vers le diaphragme, et les éloigner ainsi de l'anneau inguinal, mais aussi pour faire stationner et rassembler le sang artériel et veineux à l'endroit où l'on désire la genèse des nouvelles fibres et la nutrition des anciennes. » (Meding, *Gymn. suédoise,* p. 33).

On fera ensuite plusieurs mouvements parmi lesquels est « la succession passive des jambes tenues par les chevilles verticalement et en flexion sur le tronc. » On pratique en même temps celle de l'abdomen, ainsi que le taxis de la tumeur, comme il a été indiqué à propos du taxis, folio 92.

La combinaison de ces manœuvres constitue un massage complet auquel l'*étranglement récent* cède généralement avec rapidité.

9° *Lumbago.* — Dans le lumbago, vulgairement appelé *effort* ou *tour de reins*, le massage doit intéresser toute la masse des muscles appelée masse sacro-lombaire. Suivant Martin aîné, de Lyon (*Mémoire,* 1837), le lumbago cède à un massage de quatre à cinq minutes, ainsi qu'il lui est arrivé plusieurs fois de le prouver : une fois même, l'expérience a porté sur un médecin d'illustre mémoire, M. A. Petit, dont je ne peux m'empêcher de rappeler l'intéressante observation :

« Devant me réunir pour consulter sur un cas grave de médecine opératoire avec quelques confrères, desquels était mon illustre ami, M. A. Petit, il me fit prier par un messager de l'excuser auprès de la réunion à laquelle il était empêché d'assister par un violent lumbago, qui le retenait sur sa chaise longue. Je reçus son message sur les neuf heures du matin ; nous devions nous réunir à onze heures. Je me rendis aussitôt auprès de lui et je lui promis une guérison subite s'il voulait se soumettre à une manœuvre dont je lui donnerais l'explication théorique après la réussite. Il prit de prime abord ma promesse pour une plaisanterie ; mais, l'ayant assuré du plus grand sérieux que je pouvais *escamoter* son lumbago dans moins de dix minutes, il me dit en plaisantant : Allons ! mon cher escamoteur, voyons, mets-toi à l'œuvre. »

» Je le plaçai dans la position convenable, et me mettant à califourchon sur son dos pour donner plus de force et de facilité au massage, je parvins dans l'espace de *cinq minutes* à effacer toutes les contractions partielles et irrégulières des faisceaux musculaires, et à lui rendre la pleine liberté de tous les mouvements dont il était privé. Il s'habilla, et nous nous rendîmes ensemble au domicile du malade pour lequel nous devions consulter. »

Le massage, dans le lumbago, doit donc intéresser toute la masse sacro-lombaire, à partir de l'extrémité inférieure du sacrum jusqu'au cou.

Le malade étant couché sur le ventre, on fera des frictions d'abord douces, mais bientôt rudes, soit avec la main, la brosse ou le gant ; on pratique ces frictions dans les sens les plus variés, de haut en bas et de bas en haut, tantôt d'une manière rectiligne, tantôt obliquement ou en décrivant des spires ou des courbes concentriques et excentriques ; puis on exerce diverses pressions, en commençant par le pétrissement, que l'on prolongera jusqu'à ce que le malade supporte la douleur, avant de passer à la malaxation. Après celle-ci, on pratiquera le sciage, les vibrations pointées, le claquement, les vibrations profondes et enfin des percussions avec le poing fermé, la palette, des verges, ou tout autre instrument de percussion. On fait lever ensuite le malade, et on lui fait exercer, par les procédés déjà connus, les divers mouvements de flexion, d'extension et de latéralité de la colonne vertébrale, qui rarement seront douloureux après un massage bien fait.

Un seul massage est généralement suffisant pour obtenir la cure du *lumbago ;* cependant il sera utile d'y revenir pour confirmer la guérison.

§ VI. — MASSAGE THÉRAPEUTIQUE DES ORGANES GÉNITO-URINAIRES

Lorsque j'ai traité du massage hygiénique en général, j'ai passé sous silence celui des organes génito-urinaires, parce que je n'ai voulu décrire que le massage hygiénique tel qu'il se pratique généralement aujourd'hui.

Sans doute, quelques libertins, tourmentés par leur honteuse passion, que l'abus ou l'âge avancé met dans l'impossibilité physique de satisfaire, viendront plus d'une fois demander au massage une puissance factice ; mais ces cas ne sont pas communs, et l'on peut, sans trop forcer l'analogie, les considérer, bien qu'il n'y ait pas impuissance, comme des cas de ce genre.

Je n'ai nullement l'intention de déblatérer contre les anciens ; cependant il me semble que la jeunesse d'autrefois allait trop souvent chercher auprès d'un masseur une ardeur qui, j'aime à le croire, ne devait pas lui faire défaut, mais qui devenait insuffisante pour contenter sa sensualité, car, a dit un poète :

> Penelopes vires juvenum tentabat in arcu
> Qui latus argueret, corneus arcus erat.
> (Ovide, *Amor*).

Les effets d'un pareil traitement étaient parfaitement connus de toute la jeunesse, et le même poète trouve qu'elle payait bien cher les effets qu'elle désirait lorsqu'il dit :

> Delicias pariunt Veneri crudelia flagra.

Ce n'était pas seulement la jeunesse qui recherchait ces plaisirs, la sensualité des vieillards avait déterminé Virgile à leur donner un sage conseil, que Delille a traduit de la manière suivante :

> Quand des ans ou des maux il sentira le poids,
> Des travaux de l'amour dispense sa faiblesse.

Vénus ainsi que Mars demande la jeunesse.
Pour son corps dévoré d'un impuissant désir
L'hymen est un tourment et non pas un plaisir,
Vieux athlète, son feu dès l'abord se consume ;
Tel le chaume s'éteint au moment qu'il s'allume.
(*Géorgiques*, liv. III.)

Abstraction faite des cas que je viens de signaler, il est cependant des affections dans lesquelles le massage des organes génito-urinaires devient une nécessité thérapeutique au même titre et peut-être avec plus de succès que d'autres agents médicamenteux vantés par les uns, rejetés par d'autres ; c'est ce qui m'engage à décrire le massage : 1° du périnée, 2° de la vessie, 3° de l'utérus. Les massages des autres parties des organes génitaux que je passe sous silence à dessein, car il y en a plus d'un qui ont été indiqués et pratiqués par des médecins d'une pratique et d'une moralité qui ne peuvent être suspectées, pourront être imaginés sans peine par le masseur, s'il se pénètre bien des principes qui doivent le guider dans ces diverses manipulations. Ces principes que j'ai répandus dans le corps de ce travail, je les ai imaginés rarement, quelquefois je les ai déduits comme corollaires de principes indiqués par des auteurs recommandables ; le plus souvent, je les ai puisés chez les médecins et les gymnasiarques qui s'en sont sérieusement occupés.

1o Massage du périnée

Le malade étant couché sur le dos, les jambes écartées et fortement fléchies sur les cuisses, les talons rapprochés des fesses et appuyant sur le même plan horizontal que le siège, le masseur exécute une friction forte autour des organes génitaux, de l'anus, au delà de la racine des cuisses et sur les parties internes et postéro-inférieures des fesses. Après cette friction, soit avec la main, la brosse ou le gant, on pétrit et l'on malaxe fortement les diverses parties que j'ai indiquées. On fait ensuite des percussions douces, des vibrations pointées sur toutes ces parties, puis, s'écartant un peu plus des organes génitaux, on pratique des percussions plus fortes, des hachures, des claquements, des percussions avec le poing fermé ou avec la palette ou des verges. On répétera ces manœuvres plusieurs fois de suite.

2° Massage de la vessie

Le malade est couché sur le dos, les jambes fléchies et les talons reposant sur le même plan que les fesses, la tête fortement relevée, le tout afin d'obtenir le relâchement des muscles de la paroi antérieure de l'abdomen. Alors, après une friction passant rapidement de la friction douce à la friction moyenne et quelquefois à la friction rude, faite sur la région hypogastrique en empiétant sur les fosses iliaques et la région ombilicale, le masseur pétrit fortement, malaxe à pleine poignée, et en exerçant des pressions variables, tout ce qu'il peut sentir au-dessous de ses doigts ; puis il exerce des percussions assez fortes avec la main à plat (claquements) ou avec la palette. Dans certaines circonstances, Récamier introduisait un doigt dans l'anus, si c'était un homme ou une fille vierge, ou bien dans le vagin chez la femme mariée ; et, portant la pulpe du doigt sur le col de la vessie et au-dessus s'il lui était possible, il tâchait par des pressions exercées par la main qui se trouvait sur l'hypogastre, et avec le doigt de l'autre main placé comme je l'ai indiqué, d'imprimer des mouvements et des secousses au col de la vessie ou à l'organe tout entier.

Si l'on ne réussissait pas à obtenir les effets désirés par le moyen que j'ai indiqué d'abord, il ne faudrait pas dédaigner d'employer celui de Récamier, persuadé qu'il n'est pas de manœuvre, pour si repoussante qu'elle soit, que le médecin ne doive pratiquer, s'il la croit utile au malade. Le malade lui en saura gré s'il y apporte toutes les précautions voulues et s'il en fait bien reconnaître l'opportunité.

3° Massage de l'utérus

Cazeaux, dans son *Traité d'accouchements,* indique le moyen de masser l'utérus dans les termes suivants : « La main placée sur la paroi abdominale inférieure frictionnera, pressera, serrera vivement la paroi utérine ; d'un autre côté, deux doigts introduits dans le vagin agaceront, titilleront le col de l'utérus. Si ces moyens ne suffisent pas (il s'agit d'une hémorragie produite par l'inertie de l'utérus après l'accouchement), on porte la main tout entière dans la cavité de l'organe. On stimule, on agace avec les doigts sa surface interne, tandis qu'avec l'autre main appliquée sur l'hypogastre, on continue les frictions ; on est quelquefois obligé de comprimer, de pétrir, pour ainsi dire, les parois de l'organe en appuyant fortement à travers les parois abdominales pendant que l'autre main qui se trouve à l'intérieur sert de point d'appui. » (Page 930).

N'avons-nous pas dans ces lignes la description du massage complet de l'utérus si l'on y ajoute la position préalablement prise, afin que les muscles de la paroi antérieure de l'abdomen soient relâchés ? On l'obtient en faisant coucher la malade sur le dos, la tête relevée, le siège reposant sur un point dur et les cuisses étant fléchies de manière que les talons touchent les fesses. Ajoutons encore quelques percussions profondes et quelques mouvements imprimés à l'organe, et nous aurons la description la plus complète et la plus détaillée du massage de l'utérus.

Après avoir prouvé que le massage était connu dès les temps les plus reculés ; après l'avoir indiqué et décrit chez tous les peuples de l'ancien continent, tant chez les barbares que chez les peuples civilisés ; après l'avoir retrouvé chez tous les peuples modernes, j'ai indiqué les diverses conditions que doit remplir un masseur et les instruments qu'il est susceptible d'employer ; j'ai défini ensuite les diverses manœuvres que pratiquent ordinairement les masseurs, et, vu les grandes variétés de ces manœuvres, j'ai tâché, dans un tableau synoptique, de les montrer d'un trait et de les grouper sous quatre chefs, formant autant de types tranchés de ces diverses manœuvres. Passant ensuite à la description du massage pratiqué sur l'homme bien portant, j'ai détaillé toutes les opérations qui constituent le massage que j'ai nommé *hygiénique*, par opposition à celui que l'on pratique sur l'homme malade, auquel j'ai réservé le nom de massage *médical* ou *thérapeutique*. Après avoir indiqué à grands traits comment devait être fait ce massage thérapeutique général, je suis passé aux détails les plus minutieux, les plus variés du massage thérapeutique de chaque région et de chaque organe en particulier ; c'est à cette dernière partie que j'ai réservé le titre de massage *thérapeutique particulier*.

J'ai terminé ainsi la première partie de mon travail ; il ne me reste maintenant qu'à traiter des effets physiologiques et des indications thérapeutiques du massage, ce qui fait l'objet de la deuxième partie, ainsi que je l'avais annoncé dans mon introduction.

DEUXIÈME PARTIE

EFFETS PHYSIOLOGIQUES ET THÉRAPEUTIQUES DU MASSAGE SES INDICATIONS.

CHAPITRE PREMIER

EFFETS PHYSIOLOGIQUES DU MASSAGE.

Les effets physiologiques du massage ressortent des écrits de tous ceux qui ont traité de la gymnastique. Il est inutile de rappeler que le massage faisait partie des exercices passifs et mixtes des anciens, et que toutes les fois que les anciens, ont écrit sur les exercices, ils ont fait mention du massage.

Sans parler ni d'Hippocrate, ni de Philostrate, ni de Dioclès, de Caryste, d'Antylus, d'Archigène d'Apané, de Galien, d'Oribase, de Mercurialis, de Joubert, d'Hoffmann, etc., qui tous conseillent l'exercice, soit actif, soit passif ou mixte, pour maintenir l'équilibre des fonctions, condition expresse de la conservation de la santé et du développement harmonique du corps, je m'occuperai seulement des auteurs contemporains qui ont jeté quelques lumières sur cette matière.

Savary dit, dans ses *Lettres sur l'Égypte,* que, « parfaitement massé, on est comme régénéré et que l'on sent un bien-aise universel. Le sang, dit-il, circule avec facilité, et l'on se trouve dégagé d'un poids énorme. On éprouve une souplesse, une légèreté jusqu'alors inconnues. Il semble que l'on vient de naître et que l'on vit pour la première fois. Un sentiment vif de l'existence se répand jusqu'aux extrémités du corps, tandis qu'il est livré aux plus flatteuses sensations ; l'âme qui en a la conscience jouit des plus agréables pensées. L'imagination se promène sur l'univers qu'elle embellit, voit partout de riants tableaux, partout l'image du bonheur. Si la vie n'est que la succession de nos idées, la rapidité avec laquelle la mémoire les retrace alors, la vigueur avec laquelle l'esprit en parcourt la chaîne étendue, feraient croire que dans les deux heures de calme délicieux qui suit on vit un grand nombre d'années. »

Ce passage démontre que le massage porte son action sur l'innervation, la locomotion et la circulation, car on éprouve les sensations les plus flatteuses, on se sent vivre, on éprouve de la légèreté, de la souplesse, et le sang circule avec plus de facilité.

Londe ajoute que le massage excite les fonctions cutanées lorsqu'il dit dans son *Hygiène* : « A travers tous les effets merveilleux du massage, le physiologiste, dans ce pétrissement du corps, dans ces tiraillements de la peau, des muscles, du tissu cellulaire, voit des manœuvres propres à activer les fonctions de la peau, à rendre plus facile le glissement des muscles les uns sur les autres, à favoriser l'abord du sang dans les parties atrophiées par un trop long repos, à rendre plus souples les tendons et les ligaments. » Cette avant-dernière idée a été étudiée très complètement par certains physiologistes. J'en parlerai plus loin.

Dans le *Dictionnaire universel de matière médicale et de thérapeutique*, MM. Mérat et Lens s'expriment d'une manière plus explicite : « Il y a lieu de croire que le massage a sur la peau les avantages des frictions ; qu'il agit surtout sur les muscles, et que les alternatives de pression et de dilatation qu'il procure doivent les modifier, donner plus d'activité à leur circulation, plus d'énergie à leurs fibres, rendre leur action plus facile et dissiper les embarras, les commencements d'infiltration, d'engorgement qui pourraient s'y manifester. Les articulations doivent recevoir aussi des avantages des tiraillements, des craquements qu'on leur fait éprouver ; elles doivent acquérir plus de souplesse, plus de facilité de mouvement ; leurs ligaments y gagnent une extension plus facile, la synovie plus de fluidité. »

Le massage, selon eux, a l'avantage des frictions, c'est-à-dire qu'il facilite les fonctions de sécrétion et d'excrétion de la peau, y rend l'afflux du sang plus facile, ainsi que les phénomènes d'endosmose, et par suite de l'afflux du sang, modifie la circulation générale, la nutrition et la contractilité musculaire, et rend les mouvements plus aisés. Dissipant les infiltrations, il active les phénomènes de résorption, c'est-à-dire la circulation dans les vaisseaux blancs ; la synovie devient plus fluide, les ligaments regagnent leur longueur et leur souplesse ; il donne enfin aux mouvements des articulations une plus grande liberté.

En résumé donc, le massage porte son action sur toutes les fonctions de locomotion, de circulation, de sécrétion, d'absorption.

Les fonctions d'innervation, si agréablement décrites par Savary et notées encore par Londe, ne sont pas citées par MM. Mérat et Lens.

M. Sarlandières reconnaît que ceux qui se soumettent au massage « éprouvent une indicible sensation de bien-être et d'excitation. Il semble à ceux qui sont débilités et raidis par la fatigue et la maladie ou par l'âge, que l'élasticité musculaire de la jeunesse se réveille sous la main qui les presse, que les forces se rétablissent, que le jeu de toutes les fonctions s'exerce plus librement. La fatigue qui résulte surtout de l'abus de la marche, de la veille ou des plaisirs de l'amour, disparaît pendant l'acte même du massage. »

M. Sarlandières, en quelques lignes, a passé en revue toutes les fonctions, même celles de la génération, qui n'avaient pas été signalées encore par les auteurs que j'ai cités avant lui.

Dans le *Dictionnaire des sciences médicales,* M. Piorry s'exprime ainsi : « Tous les auteurs s'accordent à dire que le massement, joint au bain, détermine dans l'économie un changement accompagné des plus agréables sensations, et dont il est difficile de se faire une idée. La peau, d'abord humectée par l'eau ou la vapeur dans laquelle elle a été plongée, plus souple et plus flexible, ressent un bien-être qui donne à l'existence un charme tout nouveau. Il semble que l'on apprécie plus complètement le bonheur d'exister, et que jusqu'alors on n'avait pas vécu. A la fatigue que l'on éprouvait succède un sentiment de légèreté qui rend propre à tous les exercices du corps. Les muscles rendus à leur contractilité naturelle agissent avec plus d'énergie et de facilité. On croirait que le sang coule plus largement dans les vaisseaux qui le contiennent. Les forces physiques éprouvent donc des changements salutaires, même les fonctions du cerveau, qui sont si souvent modifiées par celles-ci, présentent bientôt un surcroît d'activité remarquable ; l'imagination se développe, le tableau riant des plaisirs s'y retrace sous un jour plus voluptueux et avec des couleurs plus vives. C'est alors que l'heureux habitant de l'Orient jouit avec plus de délices du climat enchanteur dans lequel il est né. L'Européen, condamnant aveuglément les usages des autres peuples, quand souvent il ne les connaît qu'imparfaitement, trouve dans cette coutume asiatique un plaisir qui la lui fait bientôt adopter. Il pousse même quelquefois cette habitude jusqu'à l'excès, et les femmes de nos contrées, transportées sous le ciel fortuné des Indes, ne passent pas un seul jour sans se faire masser par leurs esclaves, et sacrifient des heures entières à cette occupation.

» Mais quelle est au juste la manière d'agir du massage sur

nos organes lorsqu'il est joint aux bains tièdes et aux bains de vapeur, etc., etc.? Je suis étonné que les magnétiseurs n'aient pas déjà dit que leur fluide puissant modifié par cette action est la cause du bien-être que l'on éprouve. Laissons de telles idées à ceux qui les professent, elles pourraient tout au plus prendre naissance chez les jongleurs ; quant à nous, nous ne pouvons méconnaître ici une triple manière d'agir : 1° sur la peau, 2° sur les muscles, 3° sur les articulations.

» 1° Augmentation de l'exhalation habituelle à la surface de la membrane éminemment musculaire et nerveuse dont toutes nos parties sont revêtues ; flexibilité plus grande apportée dans son tissu par les alternatives de tension et de relâchement qu'elle éprouve ; absorption plus facile, parce que le massement l'a débarrassée des malpropretés qui pouvaient recouvrir les bouches lymphatiques dont elle est parsemée ; circulation capillaire rendue plus libre par l'augmentation de l'exhalation et par le mouvement communiqué ; disposition plus grande des houppes nerveuses aux sensations extérieures, parce que, d'une part, l'épiderme est amolli, et, d'autre part, on en a enlevé une certaine couche. Telle est l'action du massage sur la peau.

» 2° Ses effets ne sont pas moins remarquables sur les organes actifs de la locomotion en vertu des mouvements qui leur sont communiqués, abord plus libre du sang dans les vaisseaux qui entrent dans leur composition et glissement plus facile des différentes fibres qui les constituent ; contraction rendue plus libre par la laxité que le massage a déterminée dans la peau ; alternative de pression et de dilatation qui, changeant leur manière d'être habituelle, doit changer aussi leur mode de sensibilité. Telle est l'action du massement sur les muscles.

» 3° Les surfaces articulaires et les parties molles qui les entourent sont également modifiées par les manœuvres qu'on dirige sur elles ; souplesse plus grande déterminée par un tiraillement médiocre des substances ligamenteuses qui entrent dans leur composition, mouvements devenus plus étendus, parce que les muscles dont les tendons les avoisinent et les fixent ont perdu la rigidité qu'ils avaient contractée ; circulation dans les tissus blancs rendue plus facile. »

Les effets physiologiques du massage ont été énumérés de la manière la plus complète par M. Piorry, et je ne saurais en donner un tableau plus fidèle. Ainsi trovons-nous que le massage modifie : 1° les fonctions cutanées, 2° les fonctions musculaires, 3° les fonctions de la circulation, 4° les sensations nerveuses. En un mot, le massage porte son action sur toutes les fonctions physiologiques, c'est-à-dire les fonctions de la vie organique et les fonctions de la vie de relation.

Quel est le mécanisme de ces diverses actions physiologiques ? Telle est la recherche que je dois faire en ce moment, en m'appuyant sur les travaux des grands physiologistes modernes : MM. Claude Bernard, Müller, Longet, Flourens, Bérard, Béclard, Neumann, Aüerbach, etc.

La peau sous l'influence de la friction s'use ; les lamelles épidermiques, en voie de se séparer de la couche subjacente, se détachent et tombent ; de là l'amincissement de la peau et cette transparence qui a fait dire à certains qu'après le massage la peau devenait plus mince, plus souple, et prenait un reflet bleuté des plus agréables à la vue.

Dépouillée de ses débris épidermiques, devenus désormais une cause de troubles fonctionnels, la peau peut plus facilement laisser échapper de ces cryptes les produits excréteurs dont elle ne se débarrassait qu'à grand'peine et au prix, plus d'une fois, de produits inflammatoires, devenant une cause de maladie ou tout au moins d'une incommodité gênante à la face surtout. Les glandes sudoripares, par la même raison, se débarrassent également de leur produit d'excrétion, et la moiteur si veloutée, si douce d'une peau dont les fonctions sont en parfaite harmonie, devient la source d'une satisfaction personnelle des plus agréables, en même temps que la volupté vient y puiser ses plus séduisantes caresses.

Les lamelles épidermiques, de production récente, encore tout humides, facilitent l'imbibition et avec elle tous les phénomènes d'endosmose et d'exosmose, un des premiers phénomènes des fonctions organiques végétales ou nutritives.

Le sang, dont le besoin de faire son échange gazeux régénérateur, bien connu de tout le monde, se fait d'autant plus sentir que les autres portions de la peau qui n'ont pas été massées, se trouvent séparées d'une manière plus médiate de l'air atmosphérique, par des lamelles plus épaisses et sèches, et par le vernis gras produit de l'excrétion des glandes sudoripares et des follicules ou cryptes sébacés, le sang, dis-je, se trouve en contact presque immédiat avec l'air ambiant dans la partie massée.

L'échange mutuel des gaz se fait donc d'une manière plus facile et plus rapide sur ce point, entre le sang et l'air ambiant ; les phénomènes respiratoires cutanés s'accomplissent également avec plus d'énergie. La respiration cutanée se trouvant facilitée sur ce point, les vaisseaux se gorgent davantage, tant les capillaires que les autres, et un courant sanguin s'établit d'autant plus grand, d'autant plus rapide, que le massage est mieux fait, et que la peau se trouve plus débarrassée des obstacles à ses fonctions, obstacles que je viens de signaler.

Je n'ai fait mention que d'une cause de l'afflux sanguin vers la peau ; il en est une autre, tout aussi puissante que la première, car la cause chimique que je viens de donner est aussi palpable, sinon davantage, que la cause mécanique produite par l'excitation nerveuse à laquelle s'arrêtent la plupart des physiologistes. Cependant ils reconnaissent à l'absorption intestinale une cause mécanique, l'imbibition ; pourquoi ne pas admettre comme cause de l'augmentation du courant sanguin l'imbibition, ou pour mieux dire, la présence plus intime, plus directe, moins médiate du sang avec l'air ambiant ?

Tous les phénomènes biologiques se lient ; on ne peut comprendre une fonction parfaite sans la concordance de toutes les autres fonctions ; une fonction physiologique faisant défaut, les autres se trouvent ou exagérées, ou diminuées, ou perverties, et l'économie tout entière souffre de ce défaut d'unité d'action. De même, lorsqu'une fonction s'exerce normalement, les autres tendent à se régulariser comme elle, et veulent concourir au même but, à l'harmonie fonctionnelle de l'économie.

C'est ce qui arrive au torrent circulatoire ; le courant une fois augmenté dans la partie massée, tant par la présence de l'air atmosphérique dont j'ai expliqué le mécanisme que par l'influx nerveux, la circulation artérielle et veineuse se trouve excitée dans tout l'arbre circulatoire, et cette excitation se manifeste au pouls, par une pulsation plus large, plus soutenue, plus régulière.

Les radicules lymphatiques eux-mêmes trouvent dans cette situation un élément de plus pour activer leurs fonctions d'absorption. De là la résorption des infiltrations dans les cas pathologiques, et dans les conditions physiologiques absolues une activité plus grande dans tout ce système.

L'innervation préside à tous ces actes et y apporte son contingent d'action. Sous l'influence de la friction, on produit une excitation des extrémités terminales du système des nerfs ganglionnaires, situées dans cette région ; cette excitation est transmise par elles au système tout entier, et les fonctions auxquelles il préside deviennent plus marquées. C'est lui qui, par les contractions qu'il détermine dans la peau, excite, éveille les fonctions déjà signalées de toutes les parties constituantes de la peau.

Pour la même raison, le système nerveux tout entier se trouve impressionné au point même que cette excitation peut arriver jusqu'à la douleur et l'exagération de ses fonctions ; mais cette exagération de la sensibilité s'émousse bientôt par la continuation du massage, et le calme ne tarde pas à revenir. C'est pour ce motif que souvent le massage produit, pendant les premières minutes, un sentiment pénible, désagréable quelquefois ; mais cette sensation disparaît rapidement pour faire place au bien-être signalé par tous les auteurs. Cette action magnétique a été étudiée depuis par M. Barety qui en a formulé les lois ; elle est devenue l'objet d'une application directe combinée avec le massage entre les mains de M. Mervy de Paris. J'y reviendrai au sujet des névroses ; je prie le lecteur de remarquer que mon article, qui est la copie littérale de celui de ma première édition, faisait pressentir cette action même en dehors des hystériques comme il le verra plus bas.

La friction rude, par la pression qu'on exerce pour la faire, détermine une action plus marquée sur le système musculaire ; cette action, très évidente lorsqu'on exerce les autres manœuvres du massage qui sont les pressions, les percussions et les mouvements, se manifeste surtout par les phénomènes qu'on a désignés sous le nom de contractilité ou d'irritabilité musculaire.

Sous l'influence du massage, les muscles se contractent, c'est-à-dire qu'ils exercent le pouvoir qu'ils ont de se mettre en jeu de manière à rapprocher leurs deux extrémités et de diminuer de longueur. Cette contractilité, que l'on avait crue naguère encore sous l'influence nécessaire de l'excitation nerveuse, est indépendante du système nerveux. M. Bernard l'a démontré au moyen du curare, en constatant que ce poison a le singulier effet d'anéantir absolument la propriété excito-motrice des nerfs, en laissant aux muscles la propriété de se contracter sous l'influence des excitants directs.

La contractilité musculaire est donc une propriété inhérente à la fibre musculaire, et le système nerveux n'a donc pas besoin d'intervenir pour déterminer cette contraction.

Cette conclusion est riche en conséquences pathologiques qui ne doivent pas m'occuper ici ; elle est, en outre, une preuve que les excitants extérieurs peuvent déterminer cette contractilité, et le massage est de ce nombre.

Il ne faut pas conclure de là à l'inutilité du système nerveux pour la contraction musculaire, le système nerveux est son excitateur le plus naturel et celui qui doit être classé au premier rang ; après lui vient la circulation, car l'interruption complète de la circulation chez les animaux à sang chaud est bientôt suivie d'un abaissement de température, de la coagulation de la matière liquide que contiennent les tubes nerveux primitifs, et aussi d'altérations de structure des fibres musculaires, de sorte que la contractilité dure quelques heures, puis elle s'éteint peu à peu avec la nutrition, c'est-à-dire avec la vie des organes.

Que résulte-t-il de toutes ces données physiologiques pour la question qui nous occupe? C'est que les manœuvres du massage exécutées sur les muscles impriment au système nerveux et aux vaisseaux qui s'y distribuent, une vitalité plus grande d'une part, tandis que, d'un autre côté, par le déplacement moléculaire qu'elles impriment à la fibre musculaire, elles l'invitent à se contracter, de sorte que la contraction a lieu d'une manière complexe sous l'influence du massage.

On peut donc dire que, par son effet, le massage fait contracter les muscles tant par l'action directe et immédiate de ses manœuvres sur la fibre contractile elle-même que, d'une manière consécutive, par l'intermédiaire du système nerveux qu'il irrite et de la circulation qu'il active.

Cette contractilité une fois établie, les agents capables de la déterminer parmi les manœuvres du massage étant connues, étudions les phénomènes de cette contractilité.

Les physiologistes ont démontré que, lorsqu'un muscle se raccourcit par le rapprochement de ses extrémités, la masse musculaire gagne en épaisseur ce qu'elle perd en longueur, mais que les cylindres représentés par les faisceaux primitifs des muscles ne se raccourcissent pas. Ils diminuent de longueur par l'augmentation de leurs inflexions successives, de sorte que leurs stries deviennent plus prononcées, et forment de véritables zigzags à angles cependant mousses et arrondis. Ils démontrent, en outre, que la contraction est d'abord vive, puis qu'elle perd peu à peu de sa vitesse ; que la durée de la contraction varie avec la quantité de raccourcissement, et surtout avec la résistance ou le poids que le muscles doit soulever.

Cette proposition reçoit surtout son application dans les mouvements mixtes des anciens ou doubles excentriques et doubles concentriques des modernes, que le masseur fait exécuter ou bien ordonne au malade de faire.

M. Neumann a observé qu'une contraction double concentrique des fléchisseurs de l'avant-bras chez un homme à peau fine et à muscles développés laisse voir l'état replet des veines de la surface de la peau depuis la main jusqu'à l'humérus, tandis que la même contraction musculaire faite excentrique (mouvement double excentrique) laisse les veines en repos, les fait même dégonfler.

On démontre aussi que les muscles développent une certaine quantité de chaleur au moment de la contraction, et que, pendant la contraction, l'absorption de l'oxygène et l'exhalation de l'acide carbonique par le muscle augmentent du double.

M. Béclard, dans ses expériences personnelles sur les contractions musculaires, a examiné les diverses quantités de chaleur développées au sein des muscles dans l'action musculaire statique et dans l'action musculaire dynamique. Il a constaté sur l'homme que la quantité de chaleur développée par la contraction musculaire est plus grande quand le muscle exerce une contraction statique, c'est-à dire non accompagnée d'un travail mécanique, que lorsque cette contraction produit un travail mécanique utile.

La chaleur développée dans le muscle n'est pas appréciable à la peau ; ce n'est qu'en plongeant un thermomètre dans le muscle qu'on peut l'observer. Dans la peau, au contraire, pendant l'activité d'action provoquée par le massage et pendant que les muscles sous-jacents prennent une température plus élevée, on observe, malgré toutes les manœuvres, un certain degré d'abaissement de température par rapport aux parties voisines qui n'ont pas été massées. La raison est bien simple, et je m'étonne que M. Sarlandières, en constatant le fait, n'ait pas tenté de l'expliquer. C'est que, pendant cette opération, le muscle brûle son oxygène et gagne de l'acide carbonique. De là la couleur plus noire et la modification que subit le sang en devenant veineux ; tandis que dans la peau il se passe le phénomène inverse, le sang acquiert de l'oxygène et exhale de l'acide carbonique ; il s'y opère les mêmes phénomènes que dans le poumon. Or, nous savons que le sang artériel qui se trouve dans les veines pulmonaires est moins chaud que la sang veineux qui se trouve dans l'artère pulmonaire. D'ailleurs l'évaporation cutanée est une des causes de refroidissement, que l'on observe sur la peau de la partie massée par rapport à celle des parties voisines.

M. Claude Bernard a démontré au Collège de France que le sang veineux d'un muscle en travail devient subitement noir et ne contient presque pas d'oxygène après la contraction, tandis que le sang veineux d'un muscle en repos ressemble presque à du sang artériel. Il résulte de ses analyses que le sang veineux d'un muscle en contraction contient moins d'oxygène et plus d'acide carbonique qu'à l'état de repos et que de plus le résidu solide qui reste après l'évaporation du sang tiré d'un muscle en pleine activité est plus considérable que celui provenant du sang veineux d'un muscle en repos. Il a trouvé pour le muscle droit de la cuisse, par exemple, le sang artériel ayant 9, 31 d'oxygène et pas d'acide carbonique, que le sang des veines du même muscle avait pendant l'état de repos 8, 21 d'oxygène et 2, 01 d'acide carbonique. Pendant l'état de contraction, au contraire, il avait 3, 31 d'oxygène et 3, 21 d'acide carbonique, ce qui confirme la proposition, à savoir qu'à l'état de repos, le muscle perd peu d'oxygène, tandis qu'il en perd beaucoup pendant l'état de contraction.

La conclusion de cette donnée est que la contraction est nécessaire à la vie d'un muscle, à sa réparation et à ses fonctions ; c'est ce qui explique l'amaigrissement d'un muscle quand il est en repos, et le développement énorme qu'il acquiert quand il est en pleine activité.

Selon le rapport de M. Meding une communication très curieuse a été faite par M. Aüerbach à la Société silésienne, à Breslau, en 1860.

« M. Aüerbach a montré sur le vivant chez un forgeron ayant travaillé encore quelques jours auparavant et avec un libre usage de ses bras, quoique souffrant de la poitrine, qu'au moment de la percussion avec le marteau et après la contraction momentanée surgissait la tumeur de la forme du bec de marteau que nous appelerons idio-musculaire, et en même temps on voyait au-dessus et au-dessous deux élévations moins hautes qui marchaient en rampant sous la peau pour disparaître dans les fosses cubitale et axillaire. Ces contractions artificielles pouvant, selon le principe de la corroboration par l'exercice et l'usage répété, exciter le muscle, nous avons une preuve physiologique de la manière d'agir et de l'action véritable des *hachures*, *claquements* et autres sortes de mouvements de percussion. »

Je ne peux que m'associer à M. Meding pour des conclusions aussi justes que naturelles.

Que résulte-t-il de toutes ces données physiologiques que j'ai reproduites sous forme de propositions et que j'ai à peine fait suivre de quelques remarques ?

Il en résulte que la friction rude, c'est-à-dire capable de porter son action jusqu'aux muscles, les divers modes de pression et de percussion, les divers mouvements tels que le pétrissement, la malaxation, le froissement, le pincement, le foulage, le sciage, les hachures, les claquements, les vibrations pointées, les percussions avec le poing ou des instruments de percussion, les mouvements divers et les différentes secousses ou ébranlements sont des agents directs de la contractilité musculaire ; que, sous l'influence de cette contractilité, les muscles se nourrissent, produisent un certain degré de chaleur, et, en se contractant, mettent les leviers auxquels ils sont attachés en mouvements variables, suivant la disposition de leurs attaches et la forme des leviers. En favorisant ces contractions, le massage devient utile non seulement dans diverses affections qui ne doivent pas nous occuper ici, mais encore dans le cours de diverses affections pour lesquelles l'immobilité serait une cause de ruine.

Exercés dans des proportions un peu exagérées, sans cependant arriver à l'épuisement de la contractilité, la vitalité des muscles s'accroît, les fibres musculaires prennent des proportions de développement et de tonicité plus grandes ; de là, le développement des forces musculaires et du tissu musculaire lui-même chez les gens qui les exercent sans dépasser de justes limites.

C'est ce que l'on voit en Angleterre chez les pugilistes et partout ailleurs chez les gymnasiarques. Les muscles qui sont continuellement en fonction prenent un développement si considérable que souvent l'on peut reconnaître la profession qu'exerce un ouvrier soit à sa musculature, soit aux diverses inflexions que prend tout l'ensemble de son corps, selon le travail auquel il se livre habituellement.

Par la contractilité de la fibre musculaire, par l'activité de sa nutrition et de ses fonctions arrive la nutrition plus forte du squelette qui lui sert d'implantation, et par la mise en jeu des leviers les uns sur les autres subsiste le maintien du poli des surfaces articulaires. Les synoviales qui recouvrent ces surfaces reçoivent alors une nutrition plus convenable et jouissent de leurs fonctions d'exhalation et d'absorption dans l'harmonie la plus complète.

Les phénomènes de contractilité des muscles une fois connus, les phénomènes d'absorption, de sécrétion et de circulation établis, on peut concevoir facilement le mécanisme des fonctions dans les viscères dont le tissu musculaire est composé de fibres lisses ou non striées. Ici les fibres ne se contractent point sous l'influence directe du massage imprimant une action spontanée, subite, mais bien par action réflexe. Le massage agit d'abord sur le système nerveux et circulatoire et revient par leur intermédiaire déterminer les mêmes effets sur ces fibres lisses, mais avec plus de lenteur et avec plus de persistance que dans les muscles à fibres striées. Telle est l'action du massage dans le cas où il est mis en pratique pour les affections du cœur, du foie, de la rate, de l'utérus, de l'estomac, des intestins, etc., etc...

Il me reste à traiter maintenant de l'action du massage sur le système nerveux. J'ai parlé déjà bien souvent des fonctions d'innervation au point de vue physiologique, à propos de la peau et des muscles, en l'admettant comme connue, tellement il est vrai, ainsi que je l'ai dit plus haut, qu'un organe, qu'une fonction ne peuvent être étudiés physiologiquement, sans faire appel à toutes les autres fonctions qui, aussitôt qu'une est en travail, se tiennent en éveil, et contribuent, dans une certaine mesure, à l'exécution de cette fonction.

Le massage agit directement sur les nerfs par toutes les manipulations qui le constituent. Il n'est pas jusqu'aux passes, aux frôlements, aux attouchements les plus lents qui n'agissent directement sur les nerfs [1]. L'impression étant reçue, la transmission est immédiatement faite aux centres nerveux, et bientôt les effets se font sentir. Sous cette action directe, les effets se produisent aussi bien sur le système ganglionnaire que sur les nerfs de la vie de relation. De là résulte la suractivité des fonctions végétatives, des sécrétions, de la circulation, de la nutrition, enfin celle des nerfs sensitifs et moteurs.

L'impression communiquée par les nerfs sensitifs est presque toujours pénible au début, et cela doit tenir sans doute au mode d'action du massage, qui donne son impression par un choc ou un contact excitant, et exagère, par cette percussion ou cette friction, la sensibilité de la fibrile sensitive nerveuse ; mais je n'ai pu trouver nulle part la cause de ce bonheur que l'on éprouve réellement après le massage.

Me hasarderais-je trop en émettant une opinion ? Je pense que ce bonheur, cette quiétude, cette respiration plus libre, ces idées heureuses sont le résultat de l'équilibre qui règne en ce moment dans toutes les fonctions. Le système nerveux ne devant plus faire d'effort ni contre les obstacles à la respiration, ni à la circulation, ni à la nutrition, jouit d'un calme équivalent presque au repos, et alors cet oubli en quelque sorte de la vie expectative laisse errer l'imagination sur les idées de béatitude qui viennent en foule occuper les centres nerveux et ceux-ci n'ont plus besoin de concentrer une certaine partie de leur activité pour diriger les fonctions, maîtriser les unes et exciter les autres.

1. C'est ce qu'a prouvé le Dr Barety et ce qu'a mis en pratique le Dr Mervy.

Comme appendice aux fonctions d'innervation, je dois dire un mot des fonctions génitales. Comment se fait-il qu'après un massage général simple, et sans que le masseur ait exécuté aucune manipulation sur les organes génitaux, on ressente des sensations qui, avant le massage, étaient bien loin de devenir presque une nécessité ? Certes, si l'on eût fait un massage local, la solution ne serait pas difficile, l'action réflexe aurait rendu parfaitement compte du phénomène. Ces sensations seraient-elles le résultat de la facilité plus grande avec laquelle s'exécutent toutes les fonctions physiologiques. ou bien la conséquence du peu d'effort que doit faire le système nerveux pour entretenir l'équilibre et l'activité de toutes les fonctions? Seraient-elles peut-être le résultat du massage des lombes, de l'abdomen et des cuisses qui, par action réflexe, viendrait ranimer les fonctions de sécrétion et de circulation presque éteintes dans ces organes ? Cette dernière opinion me paraît la plus probable, d'autant plus qu'elle me rendrait compte du sentiment de béatitude qu'éprouve l'individu après avoir été massé. Ne pouvons-nous pas voir ici une relation de cause à effet explicable par ce que nous voyons survenir chez les individus intoxiqués par le sulfure de carbone, et qui sont l'objet de travaux très intéressants de la part d'un de mes maîtres, M. Delpech ? Chez eux, les idées gaies, les relations avec leurs amis, leurs voisins de lit à l'hôpital, la vie commune, la politesse même envers le médecin qui leur prodigue des soins, ne surviennent que lorsque le traitement qu'on leur fait subir a éveillé les fonctions génitales endormies, ou éteintes, depuis plusieurs mois par cette intoxication.

La cause de ce réveil intellectuel et moral chez eux tient, sans aucun doute, à cette satisfaction personnelle si légitime, provoquée par la preuve nouvelle de leur virilité, reveillée par le phosphore, plutôt qu'à l'action du phosphore agissant sur les centres nerveux, ou bien hâtant l'élimination du sulfure de carbone, ce qui n'est point démontré. La diarrhée qui précède l'action du phosphore sur les organes génitaux, est une preuve de l'action mécanique irritante de ce médicament. Cette irritation par action réflexe s'étend sur les organes génitaux. De là la manifestation prompte du rétablissement des aptitudes génitales chez ces individus, et en même temps le retour de la gaieté, le besoin de se trouver en société et la satisfaction pour le médecin qui les soigne de voir ces hommes devenir reconnaissants des soins qu'on leur prodigue.

Je crois donc que, de même que, chez ces individus, le rétablissement des fonctions génitales réveille les fonctions du système nerveux sensitif et intellectuel, de même chez l'individu qu'on vient de masser, l'aptitude dont il se sent capable provoque en lui ce sentiment de bien-être que tous les auteurs ont dépeint.

CHAPITRE II

EFFETS THÉRAPEUTIQUES DU MASSAGE ; SES INDICATIONS.

Dans le chapitre précédent, j'ai tâché de démontrer que le massage a une influence à la fois directe et indirecte sur toutes les fonctions physiologiques. Son action s'étend : 1° sur les fonctions de la vie organique végétale ou nutritive ; telles sont la digestion, l'absorption, la circulation, la respiration, les sécrétions et la nutrition proprement dite ; 2° sur les fonctions de relation, telles sont l'innervation, la locomotion, les sensations, et enfin, les fonctions animales ou de génération.

Si, au point de vue physiologique, on peut, au moyen du massage, exciter, exagérer les diverses fonctions de la vie organique et de relation, ne peut-on pas utiliser ce moyen dans un but thérapeutique pour les affections portant sur l'économie tout entière, telles que les maladies dites en pathologie maladies générales ?

Ne peut-on pas également, au lieu de faire un massage général, ne faire que celui d'une partie seulement, en insistant sur telle ou telle manœuvre particulière, et modifier de la sorte, ici, spécialement les fonctions cutanées ; là, les fonctions musculaires ; ailleurs, les fonctions des synoviales tendineuses ou articulaires, etc. ? La réponse n'est pas douteuse. D'ailleurs, les praticiens les plus recommandables, les auteurs les plus éminents, même ceux de nos jours, ont conseillé plus d'une fois nominativement le massage ; d'autres fois, ils se sont contentés, tantôt de conseiller des frictions, tantôt des mouvements, tantôt des pressions, tantôt des percussions, tout autant de manœuvres dont l'application simultanée constitue, ainsi que j'ai eu l'occasion de le dire plusieurs fois, l'opération du massage.

Peu importe que l'action de ces manœuvres ait été expliquée physiologiquement, ou bien que, sans se rendre compte d'une pratique usitée depuis les temps les plus reculés, on ait obéi aux habitudes populaires en envoyant son client se faire masser, le fait thérapeutique n'en existe pas moins, et il mérite toute notre attention. Le vrai ne peut-il pas quelquefois paraître invraisemblable ?

L'empirisme nous a donné bien des moyens de guérir beaucoup de maladies, et les thérapeutistes ont vainement cherché dans leurs connaissances physiologiques, chimiques et physiques l'explication de leur action ; cependant ce serait un crime pour nous de ne pas les employer (au moins certains) dans des cas déterminés.

Le massage est plus souvent employé par les empiriques charlatans que par les médecins, et cependant son action peut le plus souvent être interprétée physiologiquement et par les expériences physiologiques les plus probantes, de sorte qu'il ne peut être mis au rang des remèdes empiriques.

Devrons-nous rejeter le massage, parce que quelquefois il agit d'une manière inattendue dans certaines maladies désespérées ? Non, certainement, car il rend tous les jours d'aussi grands services à ce même titre que les remèdes les plus usuels. Ce que l'on doit se garder de faire, c'est chercher en lui un remède à tous les maux, et le constituer ainsi en panacée universelle.

On serait tenté de généraliser son emploi voyant que ses effets physiologiques, dont j'ai essayé d'expliquer le mécanisme, portent leur action sur toutes les fonctions de notre économie ; mais de ce qu'il a une action certaine sur toutes ces fonctions, il ne s'ensuit pas qu'il doive être employé dans toutes les maladies.

Nous vivons dans un temps d'éclectisme, soyons éclectiques, sachons faire un choix. Certainement, puisque d'autres avant nous l'ont fait, nous pourrions l'employer dans toutes les maladies que je vais énumérer ; mais gardons-nous de tomber dans l'extrême. Usons du massage dans les cas où il a une action certaine ; sachons nous en servir, au besoin, dans les cas où le médecin est quelquefois à bout de moyens, ou bien, si nous plions devant les obsessions de nos malades, sachons le prescrire ou le tolérer, sans toutefois compromettre nos connaissances médicales par une concession irréfléchie qui pourrait être taxée de faiblesse, mais ne l'employons pas dans toutes les maladies. Songeons aux moyens qui, dans certaines affections, ont une action plus sûre ou moins douteuse que la sienne, ou bien dans les cas où il ne pourrait être d'aucune utilité, sachons l'interdire au prix même de perdre certains avantages qu'auraient pu nous procurer les bonnes grâces de notre client.

Parmi les nombreuses affections que je vais passer en revue, certaines devront être traitées par le massage ; mais ce moyen ne réussira souvent que dans certaines conditions. C'est au médecin à saisir l'opportunité de l'indication, et je tâcherai moi-même de la faire ressortir le plus souvent ; ce sera toujours, non pas d'après ma propre expérience, mais bien d'après celle des nombreux auteurs que je citerai, et qui, certes, méritent une bien plus haute confiance que mes faibles connaissances.

Exerçant ma profession à Bagnères-de-Luchon dans l'une des stations thermales les plus fréquentées, j'ai pu continuer mes observations de la manière la plus satisfaisante. J'ai étudié avec fruit l'action du massage aussi bien sur les baigneurs que sur les malades de la localité. J'ai devers moi des faits très nombreux de cures obtenues dans des maladies très variées et je peux aujourd'hui joindre mon autorité, si faible qu'elle soit, à celle des auteurs que j'aurai l'honneur de citer.

Comme je l'ai fait pressentir, il faudrait passer en revue presque tout le cadre nosologique, puisque le massage s'adresse à toutes les fonctions végétatives et de relation. Dans cette situation, il m'a paru plus simple de comprendre sous le même titre les maladies chirurgicales et médicales de chaque appareil, de sorte que je suivrai l'ordre que j'indique ci-après.

Maladies chirurgicales et médicales de :

1° L'appareil circulatoire (cœur, artères, veines, lymphatiques, chylifères).

2° L'appareil respiratoire (poumon, larynx, trachée, peau).

3° L'appareil locomoteur (muscles, tendons, os, articulations, synoviales, tissu cellulaire).

4° L'appareil digestif (œsophage, estomac, intestin, anus).

5° Des organes sécréteurs (sécrétions cutanées, intestinales, foie, reins).

6° De l'innervation (névroses, névralgies).

7° Des organes génito-urinaires.

8° Maladies constitutionnelles, diathésiques et intoxications.

Ce n'est pas une classification pathologique que je prétends donner ici ; loin de moi une telle pensée, car des classes entières de maladies ne figurent pas dans mon cadre. Ce que j'entends faire, c'est donner une division des maladies dans lesquelles j'ai remarqué que le massage avait été conseillé ; c'est un ordre arbitraire, subordonné à mon sujet, et non une classification nosographique. Je rapproche ainsi certaines maladies différentes par leur siège, leur nature, mais qui réclament un massage soumis au même ordre de manipulations, de sorte, qu'après avoir vu ma division, on saura sur quel genre de manœuvres il faudra insister. Je sais bien que l'on peut me reprocher de n'avoir pas fait une classe des fonctions cutanées, mais au point de vue qui m'occupe les unes de ces fonctions sont liées aux phénomènes de l'hématose, d'autres aux fonctions de la respiration, d'autres enfin aux phénomènes sécrétoires et excrétoires. De là, la nécessité de faire une classe des sécrétions et des excrétions dans lesquelles figureront certaines affections cutanées, tandis que les autres trouveront leur place ailleurs. Le tissu cellulaire sous-cutané, également, se trouve relié au système locomoteur : voilà pourquoi je ne fais pas une classe spéciale pour les fonctions cutanées. Les maladies qui ont pour siège plus particulièrement la peau trouveront leur place au point de vue des causes, dans les diverses classes que j'ai faites.

Ces quelques observations exposées, je vais indiquer, dans chacune des classes que je passerai en revue, les diverses maladies dans lesquelles le massage a été conseillé ou bien comme utile ou comme ayant un effet réellement curatif.

§ 1er. — MALADIES CHIRURGICALES ET MÉDICALES DE L'APPAREIL CIRCULATOIRE

Il ne sera question ici que des maladies portant un trouble mécanique direct à la circulation, soit en diminuant l'activité circulatoire, soit en l'exagérant sur certains points, soit en diminuant les proportions des éléments normaux du sang. Les affections tenant principalement à un vice dans la composition chimique du sang, trouveront leur place parmi les intoxications, et celles qui tiennent plus spécialement à un état nerveux seront examinées avec les névroses.

Anémie. — Les fonctions de la peau chez l'anémique, dit

M. Grisolle, seront excitées par le massage, les bains sulfureux, etc. L'autorité de M. Grisolle me dispense de donner d'autres preuves à l'appui des bons effets du massage dans cette affection. J'ajouterai seulement, vu les effets physiologiques du massage, que ce n'est pas seulement en excitant les fonctions de la peau que le massage agit, mais bien encore en excitant toutes les fonctions physiologiques à l'aide desquelles l'économie tout entière se régénère; c'est ce qui arrivera également dans toutes les affections nommées cachexies, dont j'ai fait une classe à part et à laquelle appartient l'anémie aussi bien qu'à la classe des maladies qui portent un trouble dans l'appareil circulatoire.

Purpura. — Le purpura tient le plus souvent à des causes débilitantes ; il est donc logique de le traiter par un stimulant des plus énergiques et des plus durables, le massage. D'ailleurs, M. Grisolle conseille, dans le même but, les frictions sèches et les lotions stimulantes. Je me crois donc autorisé à conseiller le massage. Ce moyen, je l'ai mis en pratique plusieurs fois et j'en ai obtenu les meilleurs effets. Toutefois, je dois avouer que dans un cas d'*hémophilie,* le massage comme d'ailleurs tous les moyens que je mis en pratique, n'arrêta point la marche fatale de la maladie.

Épistaxis. — L'épistaxis et diverses *hémorragies chroniques* tiennent le plus souvent à une cause débilitante, ainsi que les diverses *congestions passives ;* le massage peut dans ces cas rendre de très grands services. Certains ont été plus loin : ils ont prétendu prévenir l'hémorragie cérébrale et guérir les congestions de cet organe par le massage de la tête. L'opinion de Ling, de Branting et de M. Georgii, quelque respectable qu'elle puisse être, ne m'inspire pas la moindre confiance en pareille circonstance ; je me suis déjà expliqué à ce sujet lorsque j'ai parlé du massage de la tête. S'ils avaient conseillé le massage dérivatif des jambes, j'aurais pu croire à la réussite de ce procédé qu'ils auraient emprunté à Arétée; mais tel qu'il est prescrit par eux, je ne saurais le conseiller.

Le massage est surtout utile chez l'enfant qui vient au monde dans un *état apoplectique;* aussi est-il conseillé par Cazeaux, dans le passage suivant, tiré de son *Traité d'accouchements :*

« La circulation est quelquefois tellement affaiblie et comme engourdie, que les artères ombilicales ne versent pas de sang, alors on applique des sangsues derrière les oreilles; mais cette application ferait perdre un temps précieux, bien mieux utilisé en recourant aux moyens suivants : il faut appliquer tous ses soins à réveiller, par des excitations multipliées et variées, la sensibilité de la peau et l'action réflexe des nerfs cutanés... On emploie ensuite, pour stimuler la peau, les frictions sèches, faites avec la main ou la brosse, une flanelle sèche ; des frictions avec des liqueurs irritantes, comme vinaigre, eau-de-vie. Moreau insiste beaucoup et avec raison sur de légères percussions faites avec la face palmaire des doigts sur les épaules et les fesses. J'aime mieux, dans les cas graves, flageller vivement avec un linge mouillé les divers points du thorax, et des lombes. » — Si l'on combine toutes ces manœuvres, ne fait-on pas un véritable massage !

Le massage est encore conseillé dans les *ecchymoses*, les *bosses sanguines*. Voici ce qu'on lit dans le *Journal de médecine et de chirurgie pratiques*, t. XIX, Paris, 1848, art. 3621 : « Telle collection sanguine, qui demande six semaines pour se résoudre sous l'influence exclusive des topiques, peut être guérie en deux jours par l'*écrasement*. En comprimant avec les pouces la collection sanguine, M. Velpeau a forcé le sang à s'infiltrer dans les mailles du tissu cellulaire ; or, on sait que le sang infiltré, extravasé, se résorbe bien plus rapidement que le sang formant dépôt, et il suffit, en effet, pour achever la guérison, de quelques applications résolutives, *dont à la rigueur on pourrait se passer*. L'écrasement, ou plutôt le *massage* forcé, auquel on a recours dans ce cas, est donc véritablement un remède salutaire et dépourvu d'inconvénients. Il est un peu douloureux, il est vrai, mais au bout d'une demi-heure, toute sensation pénible a cessé. »

Le massage a été également conseillé dans les engorgements capillaires, dans les phlegmasies en voie de résolution, dans les phlébectasies et les artériectasies, les hémorroïdes et dans les engorgements lymphatiques. Au nombre des auteurs qui ont conseillé le massage dans ces diverses affections, je citerai Ardouin (*Thèse*, 1815), M. Dally (*Thèse*, 1859), Larrey, Petit-Radel, M. Piorry (*Dict. des sciences médicales*), Lepage (*Thèse*, 1813), MM. Georgii, Ling, etc.

Les vaisseaux du cou ont été l'objet de plusieurs observations utiles qui nous occuperont avec les affections des voies respiratoires. Les obstructions de la veine-porte trouveront leur place également quand il sera question des sécrétions et du foie en particulier.

Cœur et ses affections organiques. — M. Georgii prétend agir directement sur les contractions du cœur et ses autres fonctions (*sic*). En soumettant, dit-il, par exemple, la poitrine à une espèce de vibration, en même temps que cette partie du corps est ramenée en avant par le médecin (ou masseur), on fait cesser souvent, au bout de quelques secondes, cette sorte d'évanouissement qui se présente dans les cas de perturbation du cœur.

Dans toutes les affections du cœur, l'effet du massage est tout à fait douteux, et je n'oserais le conseiller que comme moyen accessoire, malgré Arétée (*De curatione cardiacorum*), qui insiste pour qu'on livre le malade à un exercice mixte de gestations et de frictions conduites avec ménagement et accompagnées de *massages* jusqu'au point d'exciter une légère diaphorèse.

Dans les *œdèmes consécutifs* aux lésions organiques du cœur, je ne suis pas éloigné de croire qu'un massage général, en facilitant la circulation générale et en réveillant toutes les fonctions, pourra être d'une grande utilité. En effet, Gabien dit que, quand on a des hydropisies avec de l'eau sous la peau, il faut beaucoup d'exercice ; il faut se faire *masser* beaucoup et prendre des bains d'étuve. D'ailleurs, MM. Grisolle, Valleix, etc., conseillent les frictions sèches, les bains sulfureux, dans la dilatation du cœur ; à plus forte raison, le *massage* n'est-il pas appelé à rendre les mêmes services que ces agents thérapeutiques !

Quelques glandes vasculaires sanguines et lymphatiques doivent prendre place ici.

L'*hypertrophie de la rate*, selon M. Fleury et d'autres auteurs, ne diminue-t-elle pas sous l'influence de l'hydrothérapie ? S'il en est ainsi, un massage de la région, accompagné d'une percussion prolongée et forte, ne pourrait-il pas réussir avec un succès non moins égal à celui de l'hydrothérapie ? Ce traitement ne serait pas chose nouvelle, car Percy et Laurent nous disent que le proverbe « *se battre les flancs* » vient de l'usage où l'on fut autrefois d'exercer soit avec les mains, soit avec une pièce de cuir épais, soit avec une palette quelconque, des percussions en tous sens sur les hypochondres dans les engouements du foie et de la rate. »

Le *goître* de nature *lymphatique* pourra être combattu avec le même succès que les *tumeurs ganglionnaires*, dans lesquelles le massage donne un résultat aussi évident que l'électricité ; bien entendu qu'on ne doit pas négliger le reste du traitement mis en usage en pareil cas.

Les engorgements strumeux soit du cou, soit des aisselles ou des aines, généralement rebelles à la plupart des traitements sont combattus avec succès à Luchon, si l'on associe le traitement hydro-minéral aux traitements spéciaux ordinaires, secondés par le massage. J'ai soumis à ce traitement mixte un grand nombre de malades et j'ai toujours obtenu de grandes améliorations si non des cures complètes.

En résumé, on peut dire que le massage a un effet certain sur la circulation générale qu'il favorise ; par ce moyen, on évite la stagnation du sang dans les capillaires et dans les vaisseaux artériels et veineux ; on prévient ainsi les congestions ; on dissipe celles qui sont sur le point de s'établir, ou qui sont déjà en voie de résolution. Le massage facilite également la circulation dans les vaisseaux lymphatiques, et par suite de l'impulsion donnée à cette circulation, augmentée encore de l'action directe du massage sur les nerfs se rendant aux ganglions lymphatiques, hâte le dégorgement de ces ganglions, et, à tous ces titres, il peut être utile dans toutes les affections qui ont pour cause principale un obstacle aux libres fonctions du système circulatoire.

§ II. — MALADIES DE L'APPAREIL RESPIRATOIRE

Les maladies de cet appareil, pour lesquelles on a conseillé le massage, sont peu nombreuses, et le succès de cet agent thérapeutique, dans toutes ces affections, est presque toujours incertain. Il en faut cependant excepter quelques-uns : ce sont les affections qui tiennent au défaut de perspiration cutanée. La peau en effet, ayant une fonction respiratoire assez active, toutes les fois que cette fonction sera supprimée ou diminuée, la fonction respiratoire pulmonaire doit devenir supplémentaire de celle-ci. Réciproquement, quand les fonctions pulmonaires seront diminuées par une affection des voies aériennes, la respiration cutanée devra suppléer à celle du poumon.

De là l'indication, dans les affections pulmonaires, d'exciter les fonctions cutanées, afin de mettre les poumons dans une condition meilleure pour obtenir la guérison.

C'est ce qui arrive dans la *bronchite chronique* (Grisolle), où l'on se sert du massage en même temps que d'autres médications internes, les eaux sulfureuses par exemple.

Par ces moyens, la sécrétion bronchique diminue rapidement.

Il en est de même pour le *catarrhe pulmonaire* et les divers flux bronchiques. Dans ces affections, Valleix, M. Grisolle et MM. Hardy et Béhier, etc., conseillent l'usage de la flanelle, des frictions sèches ou aromatiques, les révulsifs cutanés, etc., afin de réveiller les fonctions de la peau.

Quel moyen pourrait-on préférer au massage pour remplir les conditions de la flanelle, des frictions sèches ou aromatiques que conseillent ces auteurs? Je crois donc pouvoir émettre l'opinion que le massage pourrait être très utile dans ces diverses affections. Au reste, M. Grisolle reconnaît que le traitement de ces affections est le même que celui de la bronchite chronique, pour laquelle il conseille le massage.

Quant à la pleurésie aiguë au début, la pneumonie au début, et la bronchite aiguë simple, également dans ses premières manifestations, je ne serais pas éloigné de les traiter comme les anciens. J'admettrai surtout, pour cette dernière, les bons effets du massage, lui qui réveille les fonctions générales, diminue les congestions.

Ce remède, bien que très usité par la population ouvrière, qui a pour habitude de prendre en même temps un bain de vapeur, fait probablement de nombreuses victimes ; mais pour si peu que l'on veuille y faire attention, on pourra observer plus d'un cas de guérison par cette médication. M. Cabin-Saint-Marcel (thèse 1853) s'exprime ainsi à propos du coryza et des affections aiguës dont je parle : « Dans le coryza gagnant de proche en proche le larynx et les bronches : *Protinus diebus primis, multum ambulandum est*. Notre expérience d'enfance est là pour prouver l'efficacité du précepte. En effet, qui n'a vu disparaître, après un exercice violent, une affection bronchique, dont les frissons, les douleurs contusives des lombes et des membres, l'anorexie, la céphalalgie, avaient annoncé l'invasion ? Plus l'organe essentiel est menacé, plus il est prescrit d'insister et d'y joindre un moyen qui fait la fortune de plus d'un charlatan, le *massage*. »

Des affections de la trachée et du larynx ont été traitées, selon la méthode de Ling, par un massage général et des manipulations spéciales des parties antérieures du cou, ainsi que je l'ai indiqué plus haut ; telles sont les modifications de la voix et l'inflammation de la muqueuse laryngée, ou de la trachée, ou des bronches.

Une dérivation peut bien s'établir vers la peau par le massage, mais j'ai de la peine à croire à l'action que M. Georgii prétend obtenir des diverses pressions exercées sur le cou, telles que je vais les reproduire d'après sa *Kinésithérapie* :

« Si l'on applique sur les deux côtés de la trachée, à la région sus-claviculaire un mouvement de tremblement assez fort, avec une pression modérée, l'action du mouvement se dirige vers les filaments moteurs des nerfs laryngiens. Dans quelques cas d'inflammation de cet organe (larynx), et quand l'action normale des cordes vocales est altérée, ce mouvement produit une amélioration dès le premier jour. » (Ce doit être rare.)

« Si, au contraire, ajoute-t-il, la membrane interne de la trachée est affectée d'une irritation plus étendue, il faut que le mouvement soit dirigé vers les filaments du nerf sympathique par une pression plus allongée sur les côtés de la trachée, pour retarder pendant quelques moments le cours du sang veineux dans la membrane muqueuse de cet organe. »

Je ne peux nier l'efficacité de ces moyens, attendu que je

n'ai pas de preuve du contraire ; mais, comme j'ai eu l'avantage de le dire avant de citer les paroles de M. Georgii, je suis porté à croire que la dérivation, dans les fonctions en général, par le massage ou les autres manœuvres gymnastiques, est le moyen qui doit réellement agir plutôt que celui qu'indique l'auteur.

Les affections cutanées qui nous intéressent au point de vue des fonctions respiratoires, sont à peine au nombre de quelques-unes, et encore ne faut-il pas compter sur l'efficacité du massage.

On l'a vu conseillé dans l'*eczéma chronique,* dans l'*éléphantiasis* des Grecs ; mais une affection dans laquelle il pourrait être d'une certaine efficacité, du moins quant à l'état général du malade, c'est dans la *pellagre.* Il me semble, en effet, qu'au moyen du massage joint aux conditions d'une bonne hygiène et d'un bon régime alimentaire, on pourrait obtenir de bons résultats. Ce serait, à mon avis, un remède bien efficace, ayant sa raison d'être, soit en éveillant les fonctions cutanées, soit toutes les fonctions en général. Ce serait le moyen le plus innocent pour combattre les accidents encore légers, du côté du système nerveux, en donnant en même temps aux autres fonctions la tonicité qu'elles ont perdue.

L' *asthme,* le *catarrhe pulmonaire* et la *bronchite chronique,* tenant à la répercussion d'une affection dartreuse, ont été souvent améliorés par le massage. Celui-ci, en rappelant les fonctions cutanées, a l'avantage de faire disparaître la sécrétion bronchique et si, comme à Luchon, on y joint le traitement sulfureux, le succès obtenu dure très longtemps.

Dans le *sclérème des nouveau-nés,* certains accoucheurs ont conseillé la friction, le pétrissage, deux manœuvres qui constituent le massage. Plus explicites, Paletta, Pastorella, Mondière, Billard, Valleix, déclarent avoir obtenu des succès avec le massage. Malgré ces succès, M. Hervieux reconnaissait (*Bulletin thérapeutique,* t. L) que tout nouveau-né atteint de sclérème généralisé se trouvait voué à une mort certaine. Ce pronostic a cependant été atténué par M. Legroux, qui déclare que le massage est plus efficace que toutes les autres méthodes de traitement employées contre cette maladie dont le diagnostic impliquait un arrêt fatal.

Devant cette déclaration si formelle je ne puis m'empêcher de citer la méthode qu'emploie M. Legroux :

« Je saisis à pleines mains les membres indurés ; j'y exerce » des pressions avec relâchements alternatifs ; la pression doit » être assez forte pour se faire sentir jusqu'aux parties les » plus profondes, mais pas assez néanmoins pour déterminer » l'attrition des parties. Comme elle s'exerce sur une surface » assez large, ses effets sont toujours modérés. J'agis ainsi » sur les membres inférieurs et supérieurs, sur la face, le pu- » bis, les parties génitales que je presse avec la pulpe des » doigts ; aux membres, j'exerce autant que possible la pres- » sion de bas en haut afin de refouler les liquides dans ce » sens et de favoriser le retour du sang veineux. En même » temps, j'excite la respiration artificiellement par des pressions » latérales sur les parois de la poitrine et sur la région épi- » gastrique en imitant les mouvements normaux de la respi- » ration. L'influence connue des contractions musculaires sur » le cours du sang veineux m'a conduit à joindre au massage » une sorte de gymnastique artificielle par la flexion et l'ex- » tension alternative des membres par des mouvements com- » muniqués au tronc en divers sens. Que l'on me passe cette » expression vulgaire, je *tripote* l'enfant dans tous les sens. »

M. Bouchut explique les effets du massage, dans le *sclérème* des nouveau-nés, de la manière suivante, après avoir établi préalablement que le sclérème a pour cause une inertie vasculaire, un ralentissement de la circulation capillaire : « Les pre- » miers effets du massage sont les suivants : Au bout de quel-

» ques instants, la coloration cyanique de la peau est remplacée » par une teinte rosée ; c'est un effet immédiat et constant. La » chaleur renaît dans les parties indurées soit par suite des » modifications opérées dans la circulation capillaire, soit par » transmission de la chaleur de la main de l'opérateur. Après » quelques minutes de massage, les parties indurées se ra- » mollissent, s'assouplissent ; les mouvements de flexion et » d'extension sont plus faciles à reproduire ; quelquefois même » l'enflure semble fondre sous la main pendant l'opération, » dont la durée est de cinq à dix minutes au plus, suivant la » gravité des cas. Toutefois la résolution complète de l'œdème » exige ordinairement deux ou trois jours de soins.

» Le massage paraît douloureux à l'enfant, car il s'agite, il » veut crier. Il crie faiblement d'abord ; mais bientôt, excités » par la douleur, par les mouvements communiqués, les mus- » cles inspirateurs se réveillent, la respiration s'active, le cri » s'élève et souvent, vers la fin de l'opération, l'enfant dont la » voix était éteinte au début, crie avec énergie. »

Ces cris, ces efforts appellent l'air dans la poitrine et l'héma-tose se rétablit ; le cœur aussi est incité par la douleur, par les mouvements communiqués, par le sang qu'il reçoit revivifié dans le poumon. « Tous ces résultats sont dus à l'action » musculaire réveillée, incitée. Le chatouillement des parties » latérales de la poitrine, des aisselles paraît pénible à l'enfant, » mais c'est un bon *adjuvant*. Après cette opération, l'enfant » est enveloppé de linges chauds. On lui ingère quelques cuil- » lerées de lait. Il est rare qu'après quelques massages il ne » cherche pas à prendre le sein ; c'est un signe presque assuré » de la guérison.

» Le massage est répété toutes les deux heures de la même » manière et pendant deux ou trois jours ; rarement la guéri- » son se fait attendre plus longtemps ; mais si l'enfant est fai- » ble, il exige une continuation de soins pour l'empêcher de

» se refroidir de nouveau. Les mêmes effets doivent se passer » dans les parties profondes. La pression exprime, des capil- » laires et des troncs vasculaires, le sang qui s'y est accumulé. » Le relâchement qui succède à la pression laisse un vide dans » ces vaisseaux qui font un appel au sang artériel; celui-ci, » bientôt revivifié par l'expansion plus active des poumons, » arrive dans ces vaisseaux que la pression a vidés; la colora- » tion rosée de la peau succède à la teinte cyanique; la circu- » lation commence à se rétablir dans les parties profondes; » les veines se vident, l'œdème se *résorbe.* »

Telle est donc l'action du massage dans cette terrible affection qui semble avoir voué presque infailliblement à une mort certaine l'enfant qui en est atteint. Je ne saurais donc trop conseiller le massage en pareille occurrence.

Le *sclérème des adultes* bien qu'il soit très rare existe quelquefois, et, malgré qu'il n'ait pas, chez l'adulte, la gravité qu'il présente chez le nouveau-né, la lésion est la même que chez ce dernier, dit M. Bouchut, dès lors le même traitement doit lui être appliqué avec le même succès.

J'ai eu l'avantage d'en observer deux cas, et tous les deux semblent confirmer la théorie à laquelle se rallie M. Bouchut et qui consiste à considérer le sclérème comme ayant pour cause une inertie vasculaire, un ralentissement de la circulation capillaire.

Dans les deux cas que j'ai observés, il s'agissait de deux jeunes filles qui, ayant lavé du linge à une eau courante et très froide (la rivière de la Pique, à Luchon) pendant une époque menstruelle, virent leurs règles se supprimer tout à coup et leur avant-bras se durcir subitement et se cyanoser. La tisane de mélisse fut donnée par tasses en attendant le masseur et l'on appliqua des synapismes aux extrémités inférieures. Dès la premières séance de massage des bras, le sclérème cessa et les règles reparurent le lendemain, mais en très petite quantité, chez l'une de mes malades, tandis que chez l'autre il survint une aménorrhée qui dura plusieurs mois.

Ces deux observations confirment la théorie de M. Bouchut sur la cause du sclérème et montrent une fois de plus que le massage est la véritable méthode de traitement de cette affection.

§ III. — MALADIES DE L'APPAREIL LOCOMOTEUR

C'est surtout dans les maladies de l'appareil locomoteur que le massage se trouve jouir de la plus grande vogue, et il mérite la confiance qu'on lui accorde. Je passerai successivement en revue les maladies dans lesquelles on l'a conseillé, et qui siègent principalement dans le tissu cellulaire sous-cutané, les aponévroses, les tendons, les muscles, les os, les extrémités articulaires, les synoviales et les ligaments.

Les affections du tissu cellulaire sous-cutané dans lesquelles le massage peut être utile sont : 1° l'*œdème des nouveau-nés*, pour lequel on conseille les frictions sèches, afin de favoriser la circulation : on ne saurait trouver un moyen plus efficace que le massage, lui qui facilite la circulation, la résorption des liquides, etc.; l'article très étendu que j'ai consacré au sclérème des nouveau-nés, fol. 179, légitime mon opinion ; 2° l'*anasarque*, celui-ci est toujours soulagé par le massage, lors même qu'il serait très prononcé ; cependant, dans ce cas, il faudrait user de beaucoup de précautions pour ne pas irriter la peau et l'excorier ; 3° la *polysarcie*, cette affection est une de celles qui reçoivent le meilleur effet du massage. Je n'en donnerai pour preuve qu'un extrait du *Dictionnaire des sciences médicales*, article PERCUSSION, rédigé par Percy et Laurent :

« Un de nos confrères, et ce n'est pas celui que nous aimons et estimons le moins, a l'abdomen rebondi, mais sans excès, et il se ressent un peu des inconvénients presque inséparables de cet effet local d'un embonpoint qui d'ailleurs est répandu avec une brillante égalité sur toute sa personne. Jusqu'à présent, il ne s'est battu le ventre qu'avec ses mains ; mais nous espérons que, lorsqu'il nous aura lus, ce qu'il fera le premier, il se servira des palettes, qui lui sembleront plus commodes encore.

» Hélas ! C'est aussi une de nos infirmités ; mais, comme celui du bon confrère, notre abdomen, quoique saillant, se soutient très bien à sa place ; il est ferme et élastique ; il résonne sous la main et sous la palette, et nous ne le percutons jamais, soit en mesure cadencée, ce qui nous arrive bien plus souvent, soit à coups irréguliers, sans éprouver un bien-être réel, sans nous trouver plus légers et plus dispos, sans nous apercevoir que la digestion se fait mieux.

» Il est des ventres si vastes, si mous, si pâteux, qu'on ne peut les regarder sans étonnement, ni les palper sans quelque répugnance. Livrés à leur poids, à leur gravitation, tantôt ils couvrent la région abdominale tout entière, et jusqu'à la moitié des cuisses, de leur masse mobile et diffluente ; tantôt, entraînés à droite ou à gauche, ils forment un énorme sac qu'il n'est pas facile de relever ; c'est ici que la palette doit être mise en œuvre et agir soir et matin plusieurs minutes de suite, nul autre moyen ne remédiera aussi bien à l'inertie de tous ces viscères enfouis dans l'*adeps*, et ne pourra aussi efficacement suppléer aux forces et au mouvement dont de pareils ventres sont dépourvus. »

Les adolescents des deux sexes, à constitution lymphatique, qui prennent un *embonpoint* trop exagéré voient leur état s'améliorer par l'usage du massage. J'en ai traité plusieurs cas par les eaux sulfurées de Luchon et le massage général. Tous mes malades ont été satisfaits du traitement.

Les *kystes simples, les lipomes, les kystes synoviaux* peuvent être traités par le massage, ainsi que le disent encore

Percy et Laurent. Observons, avant de citer le texte, que, par ganglions lymphatiques situés auprès des tendons, ils veulent certainement désigner les kystes synoviaux : « C'est dans les ganglions lymphatiques situés auprès des tendons (disent-ils), c'est dans les collections albumineuses voisines des articulations que les bons effets de la palette sont le plus manifestes, et dans ces cas l'habitude ni l'usage n'en furent jamais interrompus. A plus forte raison ne cessera-t-on jamais d'y recourir pour la guérison des tumeurs enkystées de toute espèce, et en particulier pour celles des lipomes et de ces loupes à la tête, nommées par les auteurs *talpa, testudo,* etc., contre lesquelles le triomphe de la palette n'a encore été contesté par personne. .... Cependant ces mêmes tumeurs et les ganglions tendineux ou articulaires qu'on a coutume de battre avec une règle de bois, avec le manche ou la lame d'un couteau, de malaxer avec les doigts, de comprimer avec une plaque épaisse de plomb, ont une autre manière de guérir. En effet, les percussions, le froissement, la compression, en enflamment, en désorganisent l'enveloppe sans altérer la peau ; l'absorption de l'humeur épanchée se fait alors complètement, et une sorte de cicatrisation, dans laquelle le kyste a disparu tout entier, a lieu en sous-œuvre, sans qu'il reste des vestiges d'un mal qui n'est plus. »

5° Dans les *rétractions* aponévrotiques, les *adhérences* des tendons avec leurs gaînes, dans la *ténosite crépitante,* il est toujours utile de se servir du massage, et souvent on aura des guérisons inattendues, dans des cas où l'on n'aurait vu d'autre moyen efficace que la section de la bride ou des tendons. Il en sera de même dans les rétractions cutanées, qui ont toujours pour cause leur adhérence avec les aponévroses, et font perdre ainsi à la peau la laxité qui lui est habituelle.

Dans la *rupture des tendons*, le massage peut être d'une grande utilité soit pour résoudre le gonflement, soit pour faciliter l'absorption des liquides épanchés par suite de la rupture des vaisseaux, soit pour calmer la douleur.

M. Dupuy de Frenelle a lu, à la Société de médecine pratique, deux cas de *coup de fouet ou rupture du tendon du plantaire grêle*, guéris par le massage. Ces observations, dans lesquelles le diagnostic différentiel de cette affection est si rigoureusement fait qu'il est impossible de supposer une erreur de la part de l'auteur, prouvent, une fois de plus, que le massage méthodiquement fait, peut rendre au membre atteint de cet accident son usage d'une manière presque instantanée.

Dans la *rupture des ligaments*, le massage obtient la même faveur que dans la rupture des tendons, ainsi que le prouve un cas remarquable de rupture du ligament calcéano-scaphoïdien.

M. Nüm, après avoir, pendant six semaines, combattu sans succès la douleur et le gonflement du pied par le repos, les applications de teinture d'iode, la compression, l'appareil amidonné, les fermentations et la position sur un plan incliné, eut recours au massage qui amena les plus heureux résultats. Au bout de quelques semaines, le gonflement et l'œdème, ainsi que le gonflement morbide, disparurent et la partie recouvra, sous cette bienfaisante influence, ses conditons normales.

Les muscles dont la partie tendineuse et l'enveloppe aponévrotique viennent d'être l'objet de quelques recherches au point de vue des affections réclamant le massage, ne doivent m'occuper maintenant qu'au point de vue de certaines affections de la fibre contractile ou musculaire.

Les *contusions* légères, les *contractures*, les *luxations* des muscles sont efficacement traitées par le massage ; car le massage facilite la résorption des liquides épanchés et la circulation générale ; il fait cesser les contractures en remettant en quelque sorte les molécules organiques de la fibre contractile dans leur position fonctionnelle ; et les frictions, les mouvements imprimés, la malaxation, le pétrissement conviennent merveilleusement pour remettre le muscle luxé en place.

Dans les *ruptures musculaires* de peu d'intensité, le massage, en favorisant la résorption des liquides épanchés, est encore un des bons agents thérapeutiques.

Le passage suivant, tiré de Bonnet me paraît offrir assez d'intérêt pour le rapporter :

« Si l'on recherche quelle est l'opinion des auteurs relativement à la lésion anatomique qui est la cause des symptômes du *tour de reins* et de la variété de *torticolis* (musculaire) que je viens d'indiquer, on trouve que les uns, Mothe et Sédillot, les ont fait dépendre d'une rupture des fibres musculaires ; que d'autres, Lieutaud, Pouteau et Portal, les ont attribués à une luxation des muscles ; que d'autres enfin, comme Martin aîné (de Lyon), admettent dans ces cas l'existence d'un état de contracture douloureuse des muscles.

» L'examen de la valeur de chacune de ces opinions se lie à l'étude des moyens thérapeutiques à employer, car, malgré la diversité dans la manière d'envisager la nature du mal, la plupart des chirurgiens qui se sont occupés de cette affection s'accordent à conseiller la même méthode de traitement, le massage.... »

Il cite à l'appui une observation de Lieutaud sur un lumbago guéri par le massage ; une de torticolis tirée de Pouteau ; plusieurs tirées d'un mémoire de Martin aîné, envoyé à la Société de médecine de Lyon, en 1837, sur le lumbago, parmi lesquelles on remarque celle que j'ai rapportée plus haut et dont le patient était l'illustre M. A. Petit. J'en transcrirai une qui n'est pas dépourvue d'un certain intérêt à cause, dit Martin, du côté plaisant qui « lui permettrait de figurer dans un feuilleton de gazette médicale » : « La femme d'un tonnelier, ouvrier du pays que j'habite, vint un jour me prier de visiter son mari ; il était, me dit-elle, retenu dans son lit depuis huit jours par un rhumatisme qui résistait à tous les moyens de soulagement mis en usage par l'officier de santé qui le soignait. Je me rendis auprès de lui au moment où l'on se disposait à placer sur les régions lombaires deux emplâtres vésicatoires. Après un court examen, je tirai à part l'officier de santé et je fis de vains efforts pour lui faire comprendre la cause véritable des douleurs et le genre de manœuvres au moyen desquelles je les ferais cesser en peu de temps. Il voulut entrer en discussion, je m'y refusai ; il prit de l'humeur et se retira en haussant les épaules. Aussitôt après son départ, je me mis à l'œuvre. Le massage produisit en moins de dix minutes son effet ordinaire. Le malade se leva et s'habilla sans aide, j'avais à cœur l'irrévérence du pli d'épaules : j'imaginai d'en tirer une vengeance innocente en faisant reporter immédiatement les emplâtres à l'officier de santé par le prétendu rhumatisé, afin de lui prouver que j'étais fondé, en pareil cas, à dire au malade : *Surge et ambula.* »

Cette observation, à part son côté plaisant, nous signale une indication au point de vue pratique ; c'est que M. Martin, lui qui, dit-il, avait recueilli plus de cent observations de même genre, avait observé que le massage était préférable aux vésicatoires dans les cas qui nous occupent ; et cependant, tous les jours nous voyons des médecins recommandables comme l'officier de santé, cité par Martin, faire appliquer des vésicatoires ou des ventouses scarifiées. Il serait très intéressant de faire la comparaison de cette dernière méthode avec le massage. La guérison serait-elle obtenue aussi rapidement même par les ventouses scarifiées, que le massage serait préférable, attendu qu'il conserve un élément trop précieux chez la plupart des personnes atteintes de ces affections ; je veux parler du sang. Ne perdant aucun des éléments de vitalité après la guérison par le massage, le malade redevenu instantanément à l'état de santé parfaite, pourra recommencer les travaux les plus fatigants, tandis qu'il ne peut le faire quand on lui a soustrait 2, 3 ou 400 grammes de sang.

Est-il besoin d'ajouter des observations de guérison du torticolis recueillies par M. Séguin, et de rapporter l'opinion qu'a émise, en faveur du massage dans le torticolis, M. Depaul dans sa thèse de concours à l'agrégation, en 1844?

De nombreux cas de lumbago rapportés par Bonnet, de Lyon, et par M. Nélaton, *Journal de médecine et de chirurgie pratique*, témoignent des heureux effets du massage pour obtenir la cessation immédiate de la douleur et le rétablissement des fonctions des faisceaux musculaires lombaires. Leur opinion vient grossir celle de Lieutaud, de Martin, de Lyon, etc.

Le massage réussit également dans les *douleurs musculaires* sans cause appréciable.

La *Gazette des hôpitaux* rapporte une observation très intéressante dans laquelle il s'agit d'une douleur très ancienne et très réfractaire aux traitements les plus variés et les mieux dirigés et qui guérit après cinq séances de massage.

Cette douleur siégeait à la partie interne et inférieure de la cuisse droite. Le mouvement du membre était impossible par l'intensité de la douleur. Le malade épuisa, dans les divers hôpitaux de Paris, la science et la sagacité de nos premiers praticiens et professeurs. Enfin il fut admis pour la troisième fois à la Charité, dans le service de M. Piorry, qui, voyant l'inutilité de tous les autres moyens, eut l'idée d'employer le massage. En cinq jours de ce traitement, la guérison fut complète et la douleur disparut sans retour.

Les *contractures musculaires permanentes*, qu'elles soient aiguës ou chroniques, guérissent également par le massage Récamier en cite beaucoup de cas.

Lepelletier appliqua le même traitement contre le *rhumatisme musculaire* aigu siégeant surtout sur les parois de la poitrine et constituant le *Pleurodynie*. Dans cette affection, la guérison est obtenue avec une extrême promptitude et souvent une séance de dix minutes suffit.

Il sera question des paralysies musculaires au sujet des névroses paralytiques.

Les *affections osseuses* qui doivent nous occuper au point de vue de la locomotion sont assez nombreuses, bien que la plupart ne nous intéressent que d'une manière indirecte.

Parmi les affections des os, les *fractures* nous intéressent, non pas par elles-mêmes, car le massage ne peut rien pour la soudure de l'os fracturé, mais il est très puissant contre l'*atrophie musculaire*, les *contractures*, les *brides*, les *adhérences des tendons*, les *roideurs articulaires*, les fausses *ankyloses*, l'*épanouissement des synoviales*.

Une fois le cal formé, et dès que l'on a attendu un temps suffisant pour ne pas craindre de le détruire par les manipulations qu'on doit faire en massant, on peut se livrer à quelques manipulations douces d'abord, puis de plus en plus complètes, et enfin arriver à tous les mouvements de la partie fracturée avant de permettre au malade d'en exécuter à lui seul. Quelle heureuse influence ne pourra-t-on pas retirer d'un massage très sagement fait ? Par lui toutes les fonctions du membre fracturé recevront une stimulation nouvelle, et la vie végétative, se maintenant dans cette partie privée de son activité primitive et nécessaire à sa conservation, sera à l'abri des conséquences ennuyeuses, sinon dangereuses, du repos trop prolongé. Je dis même plus : l'activité des fonctions générales du membre excitera la vitalité de l'os ; la régénération osseuse pourra en être influencée, et le cal se faire plus rapidement en même temps que plus solide.

M. Malgaigne, dans son *Traité des fractures*, fait ressortir le danger de l'immobilité trop prolongée pendant le traitement des fractures en analysant un mémoire de Teissier sur ce sujet, et il s'écrie fol. 137 : « Qu'on ne maintienne pas le membre dans une dangereuse immobilité, passé le temps strictement nécessaire. Il ne faut cependant pas tomber dans l'extrême, car il faut toujours avoir présent à l'esprit que l'exercice prématuré du membre produisant directement la mobilité des fragments, prédispose aux fausses articulations, affection beaucoup plus grave que tous les inconvénients du repos trop prolongé réunis. »

Autrefois on se servait de la plupart des manipulations du massage pour réduire les fractures avec déplacements, mais les moyens que l'on emploie aujourd'hui doivent à juste titre faire abandonner cette pratique. Elle pourrait être mise en usage pour réduire les luxations, et plus d'un rebouteur lui doit les succès qu'il obtient.

A. Paré recommande, dans les luxations, « d'agiter la jointure de-çà de-là, non par violence, seulement afin de résoudre l'humeur épanchée et de mieux étendre les fibres des muscles et des ligaments. » Je sais bien que les praticiens, après quelques tentatives de réduction des luxations, emploient aujourd'hui le chloroforme avec succès ; mais il me semble que la pratique des anciens, qui est venue se loger maintenant chez les rebouteurs, ne devrait pas être si complètement négligée.

A la suite de la réduction des luxations, il y aurait du danger à laisser une articulation et le membre correspondant en repos trop prolongé ; aussi M. Malgaigne conseille-t-il de lui imprimer des mouvements, et il dit (*Orthopédie*, p. 15) : « Je suis arrivé aujourd'hui à imprimer de légers mouvements du quatrième au cinquième jour du traitement, car la pratique m'a démontré combien la roideur s'établit facilement ; mais j'arrive au rétablissement graduel des mouvements avec d'autant plus de ménagements que la luxation est plus ancienne. » Doit-on se contenter de faire exécuter les mouvements à l'articulation ? Je crois que l'opinion d'Hippocrate, et, après lui, de Celse et de Paul d'Égine, etc., est préférable, car ils prescrivent le massage. En effet, ce n'est pas seulement l'articulation qui a besoin de reprendre son jeu, mais bien tout le membre, afin de reprendre ses fonctions et d'éviter les lésions engendrées par le manque d'exercice des fonctions physiologiques.

Le massage convient également dans les *roideurs articulaires* consécutives à un repos trop prolongé d'une articulation, et occasionnées soit par un défaut de sécrétion de la synoviale, soit par des adhérences celluleuses qui se seraient établies entre les ligaments et les tendons circonvoisins. C'est parce que le massage ne s'adresse pas seulement à l'articulation, mais bien en même temps aux gaînes tendineuses et aux muscles de la partie. L'on doit masser, ainsi que j'ai eu l'occasion de le dire, l'articulation entière, et de plus au-dessus et au-dessous, jusqu'à l'extrémité des muscles dont les tendons entourent l'articulation.

M. Malgaigne s'exprime ainsi à propos des *roideurs articulaires* des doigts *(Orthopédie)* ; « Vous aurez le plus ordinairement recours aux mains seulement, et voici la règle que vous suivrez dans l'administration des mouvements : il faut d'abord chercher à faire mouvoir l'articulation la plus facile ;... vous saisissez le doigt à pleines mains, vous exercez des tractions en cherchant à allonger les ligaments et à opérer la flexion. Il faut bien savoir que ces roideurs articulaires tiennent le plus souvent à des rétractions de ligaments ; ce n'est que dans le cas le plus exceptionnel qu'il s'est établi des adhérences nouvelles par épanchement plastique, ou qu'il y a érosion des cartilages ; mais outre les ligaments, vous aurez encore aux doigts quelque chose à atteindre... Examinez la peau de la face dorsale des doigts ; elle est lisse, tendue comme celle d'un gant bien tiré, et les plis des jointures sont entièrement effacés : c'est l'image de ce qui se passe pour les ligaments. Vous aurez donc soin, en exerçant des tractions sur le doigt tout entier, de songer que vous avez aussi à étendre, à assouplir les téguments : pour les phalanges, vous ne devez essayer que de petites flexions. Je saisis l'article malade, et je le fléchis jusqu'à ce que la douleur ne soit plus tolérable. Si la douleur s'éteint, on peut continuer la séance... »

Dans les hydropisies de la synoviale articulaire, ou *hydarthroses*, lorsque tous les accidents inflammatoires ont complètement cessé, le massage fait résoudre l'épanchement, bien entendu si la cause déterminante de l'épanchement a totalement disparu. D'ailleurs, en facilitant le jeu des muscles voisins, le massage facilite la circulation générale, et, par suite, la résorption du liquide épanché.

Les *ankyloses* légères, les adhérences *fibreuses* ne résistent pas au massage qui est le remède le plus innocent de ces genres d'affections articulaires ; mais il faut, avant de l'employer, que toute trace d'inflammation ait complètement cessé, pour ne pas réveiller l'arthrite aiguë ou chronique dont les lésions qui m'occupent sont le résultat ; c'est l'opinion de Houzé (thèse, 1843), de M. Maisonneuve (thèse de concours, 1844), de M. Richet (thèse de concours, 1850), de M. Villars (thèse, (1854), etc.

Dans les accidents consécutifs aux *entorses*, tels que les *déplacements musculaires et tendineux*, les *ecchymoses*, les *épanchements sanguins et de synovie*, les roideurs *articulaires*, le massage est conseillé par Fabrice d'Aquapendante, Hay, Cooper, Ribes, Bonnet, de Lyon, et tous les auteurs dont il sera fait mention dans l'article spécial pour l'entorse.

Les *contusions des articulations*, les *accidents légers inflammatoires* et les ecchymoses consécutifs à ces contusions seront guéris en quelques séances de massage, dit Bonnet, de Lyon.

Pour l'*arthrite chronique*, le massage également pourra être appliqué avec succès. Bonnet s'exprime ainsi à propos de cette affection : « On ne peut résorber les tissus fibreux, cartilagi- » neux ou osseux de nouvelle production ; on ne peut repro-

» duire les cartilages détruits. Tous les efforts doivent se » borner à diminuer les conséquences de ces lésions. Le mas- » sage remplit ces conditions ; on sait que ce moyen consiste » dans des frictions plus ou moins fortes, que l'on exerce avec » la main sur toutes les surfaces articulaires, pendant qu'on » leur imprime des mouvements. Le massage est fort usité » aux Eaux d'Aix-en-Savoie, où on l'emploie toujours concur- » remment avec la douche et sans doute cette combinaison » n'est pas étrangère aux succès nombreux que procurent ces » eaux dans les maladies articulaires. Le massage exprime les » liquides infiltrés dans les tissus, donne de la force aux arti- » culations, fait céder les adhérences encore molles qui unis- » sent les tendons à leurs gaînes ou les os entre eux. Il » est tellement efficace que j'ai vu des femmes ignorantes » guérir, avec son aide, des arthrites chroniques que les mé- » decins avaient traitées en vain par l'immobilité et les autres » moyens. Les douches avec le massage constituent l'une des » méthodes les plus puissantes dont on puisse disposer. »

Les tumeurs *fongueuses des articulations,* selon Bonnet, Lugol, Teissier, Malgaigne, seront traitées par le massage, pourvu qu'il n'existe pas de phénomènes inflammatoires. Il faudra toujours, selon l'expression de Bonnet, aller modéré- ment et éviter que le traitement ne soit suivi d'aucune inflam- mation aiguë.

Dans tous ces cas, le massage réussit parfaitement, mais son action est bien plus puissante si l'on associe au traitement les *douches d'Aix-en-Savoie.*

Je me plais à constater la remarque de Bonnet et je peux dire que, comme à Aix, et peut-être mieux que là, nous obte- nons à Luchon les succès les plus merveilleux en associant les bains et les douches au massage. Pendant chaque saison thermale les médecins consultants de Luchon consignent un nombre imposant de cures obtenues par la combinaison de ces deux méthodes et je puis affirmer, qu'à ce point de vue, nous n'avons rien à envier à la station d'Aix-en-Savoie.

Dans tous ces articles j'ai toujours fait observer que le massage devait être interdit toutes les fois qu'il y avait quelques signes d'inflammation, mais il n'en est pas ainsi dans le cas d'*entorse*. En effet, selon l'opinion de MM. Bazin, Bonnet, Brulet, Elleaume, Girard, Lebatard, Magne, Méry, Quesnoy, Ribes, Rizet, etc., etc., qui, dans ces derniers temps, viennent de relater les observations d'entorses guéries par le massage, cette affection doit être traitée immédiatement par ce procédé. La douleur, l'ecchymose, le gonflement, tout disparaît comme par enchantement. Certains, poussant même les choses un peu plus loin, alors même qu'il y aurait arrachement d'une malléolle, n'en font pas moins le massage, persuadés qu'ils ont fait un pas vers la guérison, en enlevant la douleur, le gonflement, et en remettant en place les tendons luxés.

J'avoue que si les honorables médecins qui ont relaté ces faits ne m'avaient persuadé, par leur accord parfait en cette matière, de l'innocuité de ces manœuvres, je me serais bien gardé d'oser les indiquer, mais les faits sont irrécusables ; quels qu'ils soient, il faut les admettre, et, comme M. Rizet le dit dans sa monographie sur le traitement de l'*entorse par le massage* qui ne date que de quelques jours seulement, frappés des paroles de Baudens à l'Académie des sciences que, sur 78 amputations de la jambe ou du pied pratiquées par des médecins militaires, 60 avaient une entorse pour origine, c'est avec empressement que nous devons saisir les occasions d'expérimenter un moyen qui, loin de tromper notre attente, nous donnera des succès inespérés.

Des observations qu'il donne, M. Rizet tire les conclusions suivantes :

« 1° La guérison par le massage est d'autant plus prompte et plus assurée que le remède suit pour ainsi dire l'arrivée du mal.

» 2° La guérison par le massage s'opère dans l'entorse simple et dans l'entorse compliquée, sauf le cas de fracture des extrémités articulaires. »

Comme on peut le voir dans ces conclusions, M. Rizet n'exclut pas le massage dans le cas d'entorse compliquée de fracture des extrémités articulaires.

J'ajoute une troisième conclusion que M. Rizet n'a pas déduite et qui est très importante en thérapeutique, c'est que de tous les moyens préconisés contre l'entorse, le massage est le plus simple, le plus facile à exécuter et le plus efficace, car il guérit après la première séance l'entorse simple, et rarement si l'on est obligé d'y recourir plusieurs fois.

Selon M. Rizet, j'aurais écrit que le massage doit être employé même dans l'entorse tibio-tarsienne compliquée de fracture des extrémités articulaires.

Voici d'ailleurs ses propres expressions :

(Du massage, 1864.) « Nous ne saurions trop le répéter,
» n'en déplaise à M. le docteur Estradère, le massage, en rè-
» gle générale, doit être proscrit dans les cas d'entorse compli-
» qués de fracture des extrémités inférieures. »

Cette opinion, M. Rizet me la prête trop gratuitement et il est de mon devoir de prouver qu'il a commis une erreur. En effet de la lecture de mon article sur l'entorse ; article que je n'ai point modifié dans cette édition nouvelle, ressortent les propositions suivantes :

Un grand nombre de médecins ont prôné le massage pour la cure rapide et radicale de l'entorse.

Aucun de ceux qui ont vanté le massage pour la cure de cette affection, ne trouve de contre-indication dans le gonflement, le déplacement des tendons, l'épanchement de synovie et l'épanchement sanguin ; nul ne considère les signes de l'inflammation comme devant l'arrêter.

Ces faits, malgré qu'ils soient surprenants, sont irrécusab

et il faut les accepter, vu l'accord parfait qui existe entre le honorables médecins qui ont vanté l'innocuité du massag dans ces cas.

Certains poussent les choses plus loin. Alors même qu'il aurait arrachement d'une malléole ils n'en pratiquent pa moins le massage.

Telles sont les appréciations qui résultent de mon article e l'on ne saurait en tirer les conclusions que M. Rizet me prête Ne voyait-il donc pas que, pour mieux préciser mon opinion, j transcrivais ses propres conclusions en déclarant que je le adoptais et je faisais remarquer que dans ses conclusion M. Rizet n'avait pas exclu le massage dans les cas d'entors compliqués de fracture des extrémités articulaires.

De cette observation, faut-il en conclure, avec M. Rizet, que je conseille le massage dans les cas d'entorse compliqués d fracture ? Évidemment non. L'on n'a qu'à poursuivre la lectur de mon article et l'on verra que, pour la troisième conclusion la première et la deuxième étant déjà formulées par M. Rizet je ne parle que des avantages du massage sur les autres mé thodes de traitement de l'entorse. Loin de formuler pour troi sième conclusion celle que M. Rizet me prête, je fais remar quer qu'il oublie une conclusion très importante en thérapeu tique résultant de la lecture des observations des auteurs qu j'ai l'honneur de citer, et je dis que, de tous les moyens connu et préconisés contre l'entorse, le massage est le plus simple, l plus facile à exécuter et le plus efficace, alors même qu'i existerait une fracture simple malléolaire. Voilà ma troisièm conclusion. Elle doit être maintenue ; car les cas sont si nombreux aujourd'hui que les chirurgiens éminents de l'époqu actuelle n'hésitent pas à confier à des médecins masseurs le entorses avec arrachement des malléoles.

Cette justification donnée, je reviens à mon sujet.

Mais quel est le mode d'action du massage dans l'entorse

Il agit sur les quatre symptômes principaux : la douleur, l'ecchymose, le gonflement, l'épanchement.

La douleur, en effet, est occasionnée par le déplacement des parties tiraillant les tendons luxés, par le changement de situation des organes environnants, ou bien par l'interposition entre les surfaces articulaires d'une partie molle quelconque. Comme Bonnet l'avait remarqué au genou, elle peut être provoquée également par le déplacement des disques interarticulaires et par bien d'autres causes de tiraillements encore. Nécessairement le replacement spontané de ces parties à la suite des manipulations du masseur devra la calmer ou la faire disparaître.

L'ecchymose, comme il en a été question dans d'autres occasions, se résorbe plus facilement par l'exagération de l'activité fonctionnelle des parties voisines. Il en est de même pour l'épanchement synovial ; les tendons et les autres parties molles remis en place, l'ecchymose et l'épanchement synovial en partie résorbés, il n'y a plus de cause de tiraillements nerveux, dès lors plus de cause de douleur ni de gonflement, et tous ces symptômes disparaissant ou diminuant, on a fait un grand pas vers la guérison de l'inflammation si elle existe, ou bien on court grand risque de ne pas en constater dans la suite si avant le massage elle ne s'était pas encore déclarée.

Tels sont les effets merveilleux du massage dans l'entorse, effets qui mettent le massage bien au-dessus de tous les autres traitements de cette affection.

Pouteau l'avait déjà reconnu quand il disait : « L'entorse, par ce moyen (massage), peut guérir sur-le-champ, et je ne sais pas par quelle fatalité les chirurgiens ne sont pas ordinairement heureux dans cette petite entreprise qu'on abandonne à des gens sans expérience et qui s'en acquittent pourtant bien en frottant fortement la partie bien huilée avec le pouce seul ou avec toute la main. J'ai fait faire quelquefois cette opération sur le premier venu et presque toujours avec succès. »

Aujourd'hui les médecins capables de prôner ce moyen, dédaignent de l'essayer ou bien de faire comme ceux du temps de Pouteau ; et ils laissent les malades recourir aux rebouteurs, aux charlatans, aux dames blanches et souffleuses d'entorses, lesquelles accompagnent leurs manipulations de divers signes mystérieux. Cependant il ne faudrait pas, selon les expressions de M. Nélaton, « rejeter systématiquement un moyen utile, seulement parce qu'il aura été découvert et employé par des hommes étrangers à l'art de guérir ». Ce moyen date des temps les plus reculés, il a été employé de tout temps ; aujourd'hui même des médecins fort recommandables l'emploient, le conseillent et publient les résultats de ses effets dans toutes les feuilles périodiques ; pourquoi donc repousser une pratique dont les effets sont si saisissants !

Depuis quelques années de nombreuses publications sont venues s'ajouter aux cas remarquables que la presse médicale avait signalés. Profitant des règles qui ont été tracées, soit dans les publications anciennes, soit dans celle-ci, les chirurgiens ont trouvé une arme sûre dans le massage contre les accidents de l'entorse. Avec sa supériorité incontestable sur les autres modes de traitement de cette affection, le massage a trouvé, entre les mains éclairées et intelligentes des médecins, des succès si éclatants que bientôt il détrônera sans doute tous les autres moyens. M. Millet, de Tours, a publié, en 1865, des cas d'entorse tibio-tarsienne guéris avec un succès si brillant et si assuré qu'il s'écrie : Après la troisième séance de massage, vous pourrez dire au malade, sans crainte de vous tromper : *Surge et ambula.*

MM. Nélaton, Sée, Demarquay, Marotte, Martin Loze, Labbé, Duplay, etc., font journellement de nombreuses applications du massage dans l'entorse tibio-tarsienne.

L'exemple nous est également donné par les autres nations et nous nous complaisons à citer MM. Fontaine, Mullier, Nycander, en Belgique ; Grasser, Bush, Bilroth, Schreiber, en Allemagne ; Johnson, en Angleterre.

Puisque les chirurgiens les plus éminents nous donnent l'exemple, imitons-les, si nous voulons éviter le blâme attaché aux insuccès trop fréquents que l'on ne cesse de consigner, par les autres méthodes de traitement de cette affection.

Pendant fort longtemps, on a traité les *pieds bots* par le massage et les autres exercices, plus tard on appliqua des appareils sans préjudice du massage et des autres exercices. La ténotomie et les appareils orthopédiques sont venus détrôner le massage. Il ne faut pas cependant rejeter complètement celui-ci. Songeons, comme l'ont fort bien dit la plupart des orthopédistes, Vessel, Jaccard, Delpech, M. Mellet, etc., que les manipulations sont l'âme de l'orthopédie. Le massage, dit M. Mellet, est de la plus grande utilité pour aider les effets des appareils ; il donne du jeu aux articulations et aux tendons ; active la nutrition des muscles, et en insistant beaucoup plus dans le massage des muscles, les plus faibles ou atrophiés, on facilitera la guérison des pieds bots. M. Malgaigne, dans ses *Leçons d'orthopédie*, a confirmé les idées de M. Mellet que j'ai résumées dans ces quelques appréciations.

Ce même traitement avait été conseillé par Hippocrate, lorsqu'il dit que, pour le pied-bot, il faut agir doucement, au moyen de bandages, de frictions, de massages et d'appareils.

Le *genu valgum et le pied plat valgus douloureux ou tarsalgie* ont été l'objet de discussions fort intéressantes à la Société de chirurgie pendant le mois de janvier dernier (1884). A ces discussions ont pris part MM. Berger, Delens, Després, Gosselin, Gilette, Lefort, Lannelongue, Monot, Terrillon et Trélat. De ces discussions il résulte que ces affections (*Gazette des hôpitaux*, 12 janvier 1884) reconnaissent des origines diverses, que le diagnostic en est complexe et repose sur des éléments divers : état de l'articulation, raideur ou douleur ; état des muscles, raideur ou impotence ; attitude du membre, déformation. *Le massage,* l'électrisation et l'immobilisation sont les meilleurs moyens de remédier à ces impotences musculaires. Je regrette qu'ils n'aient pas ajouté les eaux sulfurées, notamment celles de Luchon, car lorsque ces accidents sont accompagnés de lésions aussi graves qu'une arthrite fongueuse ou une dislocation de l'articulation selon les expressions de M. Lannelongue, les eaux de Luchon et le massage obtiennent des succès remarquables que M. Lannelongue a pu constater lui-même lorsqu'il est venu diverses fois honorer de sa visite cette remarquable station thermale...

L'appareil locomoteur est celui dans lequel le massage se montre utile de la manière la plus évidente, la plus palpable ; aussi doit-on l'employer dans toutes les affections que j'ai énumérées en tenant cependant compte des indications et des contre-indications que j'ai développées.

§ IV. — MALADIES DE L'APPAREIL DIGESTIF

Le massage porte aussi son contingent thérapeutique à quelques affections du tube digestif.

Celles-ci sont si délicates à soigner qu'il est nécessaire de varier les manipulations du massage, suivant l'organe que l'on veut atteindre et suivant le but que l'on veut remplir.

Les variations que doit subir le massage ont été décrites en partie lorsqu'il a été question des massages thérapeutiques et particuliers de l'abdomen.

Le complément de ces descriptions sera donné, dans le corps de cet article au fur et à mesure que j'énumérerai les maladies.

L'estomac est le siège d'une foule de maladies pour lesquelles le massage, soit général, soit local, a été conseillé.

M. Georgii excite la tunique musculaire et la muqueuse stomacale en imprimant un mouvement de tremble sous les fausses côtes de la partie gauche du corps, dans la direction de bas en haut et de dehors en dedans.

Les auteurs du *Dictionnaire des sciences médicales* disent aussi que certaines personnes, accoutumées à manger beaucoup, ne digèrent pour ainsi dire qu'à coups de poing ; il faut qu'elles se frappent le creux de l'estomac avec la main ouverte ou fermée, autrement les gaz qui les accablent ne pourraient s'échapper, et la digestion n'aurait lieu que très lentement et très imparfaitement.

Ne voyons-nous pas dans ces moyens indiqués par M. Georgii, par Percy et Laurent, le moyen de faciliter la digestion stomacale par le massage ?

Par l'effet du massage, les fibres musculaires de l'estomac se contractent, pétrissent l'aliment, tandis que la muqueuse sécrète avec plus de rapidité du suc gastrique, et tous les deux concourent ainsi à l'activité de la digestion. Le massage est donc utile dans *l'atonie*, la *paresse de l'estomac*, dans les *flatulences* et la *dilatation de cet organe*, enfin dans une foule de maladies que l'on groupe sous le nom de *dyspepsie*.

La *gastrite chronique* peut également être traitée par le massage sans toutefois abandonner les autres moyens, comme l'hygiène et les bains sulfureux (Grisolle).

Dans les *aigreurs*, les *renvois acides*, les *régurgitations*, après avoir employé les émollients, rien n'est plus favorable que le massage, dit Arétée.

Les *intestins* sont encore le siège de certaines affections qu'on a tenté de guérir quelquefois par le massage. L'*entérite chronique* est de ce nombre, et M. Grisolle recommande d'exciter les fonctions de la peau par l'usage des bains sulfureux, par des frictions sèches ou aromatiques et par la flanelle. Il me semble qu'un massage bien fait pourrait remplir les mêmes conditions sans préjudice des autres moyens.

Arétée est de mon avis lorsqu'il dit que, dans ce cas, il faut faire beaucoup de frictions poussées jusqu'au massage.

Dans la *diarrhée chronique* on pourrait également tenter le même moyen.

Dans la *constipation*, Ling, à l'exemple d'Arétée, indique le massage tel que je l'ai décrit plus haut. M. Piorry l'indique aussi dans son *Traité de médecine pratique*, n° 1028, vol. III, lorsqu'il dit, à propos des angibromemphraxies ou obstruction et gêne dans la progression des matières contenues dans le conduit digestif : « Lorsqu'on s'est bien assuré par le toucher du rectum qu'il ne s'y trouve pas d'obstacles mécaniques à la sortie des fluides élastiques, et lorsqu'on a surtout des raisons pour attribuer l'accumulation des gaz à l'atonie du tube digestif et à l'extrême dilatation de celui-ci, on peut employer avec succès les pressions sur l'abdomen. On commence par les pratiquer sur la région iliaque gauche et de haut en bas, de sorte que l'on conduise ainsi les fluides élastiques du côlon vers le rectum ; ensuite on exécute la même manœuvre, d'abord sur le côlon descendant sur le cæcum, et enfin sur l'intestin grêle. C'est avec assez d'énergie que de semblables pressions doivent être faites. Elles consisteront en des mouvements doux, en frictions dirigées jusque dans la profondeur de l'abdomen. Ce moyen thérapeutique et rationnel est entièrement fondé sur l'anatomie. »

Dans le *volvulus* et autres occlusions intestinales, on a pensé que le massage pourrait détruire l'obstacle au cours des matières fécales. J'ai déjà cité un cas dans lequel il a suffi à M. Delpech de porter un doigt très haut dans le rectum, où il faisait quelques mouvements, pendant que l'autre main exerçait des frictions et diverses pressions sur le ventre, pour obtenir une véritable débâcle et lever l'arrêt au cours des matières fécales.

L'affection intestinale qui mérite le plus d'attention de la part du médecin, c'est l'*étranglement herniaire*. Ici, comme je l'ai fait remarquer déjà, le massage doit être pratiqué par le médecin ou tout au moins c'est le médecin qui doit y prendre la part la plus active. J'ai déjà indiqué (page 92, 138 et 140) la manière de pratiquer le taxis et ce que l'on doit entendre par les mots taxis modéré, taxis forcé et taxis prolongé, d'après la description que j'ai empruntée à l'éminent professeur M. Gosselin. — J'ai complété la description du taxis pour en faire une véritable méthode de massage en ajoutant, d'après la gymnastique suédoise, la position à donner au patient et les mouvements qu'on doit imprimer soit à ses jambes, soit à la paroi abdominale. La combinaison de ces diverses manipulations qui, à mes yeux, constituent un massage parfait, m'a permis d'obtenir la guérison dans trois cas d'hernie étranglée pour lesquels j'avais employé sans succès le taxis prolongé.

L'observation publiée par M. le docteur Lafargue dans la *Gazette des hôpitaux* prouve une fois de plus que la position pour ainsi dire verticale, la tête au bas et les jambes élevées, jointe à la malaxation du ventre contribue puissamment à la réduction que le taxis seul n'a pu obtenir.

Dans l'observation du docteur Lafargue, il s'agit d'une hernie étranglée, très volumineuse, très dure et donnant déjà lieu par son irréductibilité aux accidents les plus graves et les plus compromettants. Ce praticien eut recours au taxis, mais toutes les tentatives restèrent sans succès ; il imagina alors de malaxer le ventre après avoir placé le malade sur un plan incliné presque vertical, le bassin très élevé et les membres dans le relâchement. Cette manœuvre ramena rapidement la réduction.

Si, à cette manœuvre, M. le docteur Lafargue avait ajouté la commotion réitérée des jambes ou la succussion des jambes verticalement ou en flexion sur le tronc, il aurait eu recours à la méthode que je conseille, méthode qui m'a valu trois succès au moment où j'étais décidé à pratiquer le débridement.

Devant la gravité de la hernie étranglée, il ne sera pas dépourvu d'intérêt de lire combien il est utile de recourir au taxis, surtout si on l'accompagne du sommeil anesthésique.

Dans ses leçons sur les hernies abdominales, M. le professeur Gosselin déclare :

1° Que le chloroforme est un adjuvant précieux avec lequel on obtient des réductions qui n'auraient pas eu lieu sans lui ;

2° Que le taxis fait avec ce puissant secours et au moyen de pressions dont on augmente la force et la durée progressivement et proportionnellement à la résistance que l'on rencontre, réussit d'autant mieux qu'on l'emploie de meilleure heure et qu'en conséquence il convient d'y recourir de suite et de ne pas remettre son emploi au soir ou au lendemain.

Au point de vue thérapeutique, M. Gosselin croit que le taxis est la première de toutes les médications à opposer à l'étranglement, et voici comment il résume les indications du traitement des hernies :

« Si le chirurgien est appelé dans les vingt-quatre premières » heures, le taxis sans le chloroforme, puis le taxis avec le » chloroforme doivent être mis en usage, que la hernie soit » grosse ou petite.

» Si le chirurgien est appelé après les vingt-quatre heures, » le taxis prolongé sera fait sur les grosses hernies. Pour les » petites, le taxis sera fait avec prudence et l'on opérera de » suite s'il y a de l'empâtement sous-cutané.

» Si le chirurgien est appelé après la quarante-huitième » heure, le taxis prolongé, la compression avec des bandes de » caoutchouc qui produit une sorte de taxis prolongé sont toujours indiqués pour les grosses hernies. Pour les petites, le » taxis peut être plus nuisible qu'utile. »

Nous ne saurions nous écarter des principes que l'éminent professeur nous retrace, alors que, par-dessus tout, ses principes reposent sur une statistique des plus consciencieuses.

Qu'il nous soit permis d'ajouter seulement que le taxis devra toujours être complété, comme je l'ai indiqué plus haut, pour qu'il constitue un véritable massage.

Un massage bien fait peut rendre les meilleurs services dans la *tympanite* essentielle ou bien liée à une entérite chronique.

Dans la *fissure à l'anus,* Récamier pratiquait le massage. J'ai déjà établi plus haut que le massage de cette région fit imaginer, par M. Maisonneuve, la dilatation forcée qui rend de si grands services.

Dans la réduction des *tumeurs hémorroïdales*, j'ai également indiqué, en décrivant le procédé à suivre, les cas dans lesquels il fallait employer le massage, fol. 140. Cette pratique a été confirmée par Garrod (*Clinik,* 9 mars 1878), et tout récemment M. Verneuil (*Revue médicale* du 28 juin 1884), dans sa clinique à la Pitié, résumait sommairement l'historique de la cure des hémorroïdes et conseillait la dilatation forcée à l'exemple de Récamier et de Maisonneuve, en se basant sur la pathogénie de cette affection. Il déclare et il prouve, en injectant les varices du rectum sur le cadavre avec du bleu de Prusse et du suif, que les hémorroïdes sont causées par un étranglement des veines mésentériques supérieures qui traversent la paroi rectale dans un anneau musculaire et viennent s'étaler ensuite sous la muqueuse du rectum, et c'est ainsi qu'un étranglement de veines donne lieu à la formation d'un tronçon plus ou moins volumineux, de même que l'anneau du soléaire, par l'étranglement des veines, détermine le développement des varices de la jambe. D'où il ressort qu'il suffit de faire cesser la contracture pour que l'étranglement cesse à son tour, que l'hémorroïde se vide et que la circulation se rétablisse normalement. Ainsi s'explique la réussite de la violence qui fait cesser la contracture, par suite, la guérison radicale des hémorroïdes, et le succès permanent de la dilatation.

Le savant professeur déclare que la dilatation est l'opération par excellence, que le résultat est merveilleux et que la guérison radicale est obtenue, sans aucun danger, en une huitaine de jours. Il est bien entendu, ajoute-t-il, que lorsque les hémorroïdes sont le siège de quelque sphacèle, j'attends pour intervenir que tous les accidents aient disparu.

La dilatation est donc préférable aux émissions sanguines, à l'excision, à la ligature, au fer rouge, à l'écraseur, aux caustiques chimiques, au galvano-cautère ; ce maître éminent, en revenant à la pratique de Récamier, a ramené tous les chirurgiens à la saine pratique.

Nous avons vu également, à propos de la palette, fol. 77 et suivants, et des maladies de l'appareil locomoteur, fol. 183, le service que peut rendre le massage dans l'*obésité* et la *polysarcie.*

§ V. — MALADIES DES APPAREILS DE SÉCRÉTION ET D'EXCRÉTION.

Les appareils de sécrétion dont je dois parler, sont ceux de la bile ou du foie, bien qu'il soit une glande annexée à l'appareil digestif ; de la sécrétion urinaire ou du rein ; enfin, des glandes cutanées.

A. *Foie.* — Ling, dans sa *Kinésithérapie*, donne le moyen d'exciter la sécrétion du foie et de diminuer la congestion de cette glande. Si sa méthode réussit, à plus forte raison le massage, en faisant la percussion, comme l'indique Ling. De là les bons effets du massage dans les *congestions du foie,* dans les vices de la *sécrétion biliaire,* dans l'*épaississement de la bile.*

M. Durand-Fardel a montré tout récemment les bons effets du massage dans l'engorgement du foie, *Bulletin thérapeutique,* 31 mai 1881.

On est allé jusqu'à penser que le massage méthodique de cette région facilitait l'acheminement vers le canal cholédoque des calculs biliaires, et prévenait de la sorte une colique hépatique imminente. *Gestationes et corporis concussiones ad movendum propellendumque calculum bene faciunt.* (Arétée, *Morb. acut.*, lib. II.)

Quant à la *cirrhose,* si le massage ne peut guérir l'affection, il peut être d'une certaine utilité pour faciliter la sécrétion cutanée et rénale, et par ce moyen favoriser la résorption de l'ascite déterminée par l'arrêt porté au cours du sang dans la veine porte. Le massage pourrait, dans ce cas encore, avoir une autre utilité : celle de favoriser la circulation dérivative, et retarder ainsi les effets funestes de la cirrhose.

L'*ictère des nouveau-nés,* selon Friedlaender (*Éduc. physiq. des enfants*), a cédé presque toujours au massage. La même observation a été faite par Desessarts (*Éduc. corp. des enfants*), et par Raulin (*Conserv. des enfants*).

B. Certaines *maladies cutanées* tiennent au défaut d'excrétion des produits des glandes sudoripares et des follicules sébacés ; les tannes et autres produits en sont les conséquences.

Le massage, mieux que les bains simples ou de vapeur et autres, favorisera la sécrétion de ces glandules. Il évitera ces productions et pourra même les chasser au dehors lorsqu'elles existeront.

C. Certains ont conseillé le massage des lombes pour exciter la sécrétion urinaire. Je crois qu'il peut avoir les succès qu'Arétée a constaté.

L'*España medica*, août 1865, cite un cas de *colique néphrétique* pour lequel le docteur Calmarza exerça des pressions avec la paume de la main de haut en bas le long du trajet des uretères et obtint le soulagement immédiat du calculeux.

D'autres affections des voies urinaires trouveront leur place ailleurs.

D. Quant aux séreuses, je ne ferai que les mentionner, car certaines (les synoviales) ont trouvé place dans le système locomoteur. Le péritoine, le péricarde, les plèvres peuvent être le siège d'une sécrétion exagérée, déterminant les épanchements désignés sous les noms d'ascite, hydropéricarde, hydrothorax. Ces épanchements ne peuvent guère être résorbés au moyen du massage, bien qu'Arétée, Celse et d'autres auteurs anciens le conseillent dans ces cas, combiné avec des bains de sable ou des étuves. Le massage n'a d'utilité qu'à titre de reconstituant.

§ VI. — MALADIES DES FONCTIONS D'INNERVATION

Les troubles des fonctions d'innervation ont été généralement traités par le massage ; aussi le trouvons-nous conseillé dans les affections appartenant aux diverses classes de névroses : 1° névroses douloureuses ou névralgies ; 2° névroses paralytiques ou paralysies ; 3° affections convulsives ou spasmodiques ; 4° vésanies.

1° *Névralgies.* — Tous les auteurs s'accordent à conseiller, suivant certaines indications, les révulsifs, l'électricité, l'acupuncture, les toniques, etc., etc., mais rarement il est question du massage ; cependant, si ce dernier a été reconnu utile par quelques auteurs dans l'*angine de poitrine*, l'*asthme*, les *douleurs musculaires*, la *dermalgie de la face*, la *névralgie intercostale*, la *sciatique*, etc., ne pourrait-il pas avoir la même influence sur les névralgies des autres régions, sachant surtout que, dans toutes les névralgies, on a conseillé la pression et les frictions ?

Trois indications sont à remplir dans les diverses *névralgies viscérales*, dit M. Laboulbène (agrégation, 1860) : il faut modifier l'état général, l'élément douleur et l'intermittence.

Les deux premières indications peuvent être remplies en excitant par le massage les fonctions générales sans négliger toutefois le régime et les toniques à l'intérieur. Il est donc rationnel de pratiquer le massage dans ces affections ; d'ailleurs je me trouve autorisé à conseiller cette pratique non seulement par les observations que j'ai trouvées dans les diverses feuilles périodiques, mais encore par les faits cités par M. Grisolle (*Gastralgie*, *entéralgie*, etc.), par Valleix (*Traité des névralgies*), par Récamier (*Coliques nerveuses*, etc.) et par beaucoup d'autres dont les observations sont éparses.

C'est ainsi que je m'exprimais dans la première édition. La forme interrogative ne doit plus être employée depuis les travaux récents de Charcot, en France, de Van-Lair, à Bruxelles, de Craith, en Angleterre, de Schreiber et de Beuster, en Allemagne, et de bien d'autres qui conseillent le massage dans les diverses affections nerveuses périphériques et centrales. C'est pour ce motif que l'on traitera par le massage les névralgies périphériques de certaines régions du corps : les *névralgies cervico-brachiales*, *cervico-occipitales*, celle du *trijumeau*, le *lumbago*, la *sciatique*, l'*anesthésie* et l'*hyperesthésie générales ou partielles* et les *arthralgies*. Ces diverses observations ont confirmé celles de nos devanciers et les miennes propres. Comme dans la première édition, je terminerai par l'observation de M. Malgaigne, tirée de ses *Leçons d'orthopédie*, 1862 : « Un soldat qui avait eu une *scapulalgie* en Afrique revenait des eaux à Paris avec une impossibilité absolue de soulever le bras. J'entrepris immédiatement des *mouvements* et bientôt je vis reparaître des *contractions fibrillaires* dans le deltoïde naguère immobile ; bref, je fus assez heureux pour lui rendre complètement ses fonctions. Or le deltoïde et les muscles qui entourent l'articulation sont dans cet état toutes les fois qu'il y a *six semaines* ou *deux mois* au plus d'immobilité. Vous comprenez dès lors l'intérêt qu'il y a pour le malade à l'établissement méthodique régulier et continu de mouvements d'*exercice* que vous varierez, dont vous augmenterez la force à mesure que la contractilité renaîtra, mais qui sont les seuls *spécifiques à employer* pour être sûr d'arriver à une guérison parfaite.

Cette observation, dans laquelle j'ai souligné à dessein plusieurs mots, prouve les bons effets des mouvements, des exercices dans diverses affections, la *scapulalgie,* la *paralysie* et dans le trouble des *fonctions musculaires ;* elle peut me servir de transition pour passer aux névroses paralytiques, car d'accord avec les recherches récentes sur les sensations qu'éprouve le paralytique par les premiers effets du massage M. Malgaigne indique en deux mots la marche que suit le retour de l'innervation dans la partie paralysée.

2° *Névroses paralytiques* (paralysies). — Je ne crois pas qu'en prescrivant le massage, dans les *paralysies consécutives* à une hémorragie cérébrale, des auteurs aient pensé comme Ling, Branting et M. Georgii. Certainement ils n'ont pas cru que le massage facilite la résorption du foyer apoplectique j'ai déjà dit plus haut ce que je pensais de cette opinion. Mais ce qu'ils ont voulu par le massage, c'est exciter les nerfs périphériques, et par eux, peut-être, les centres nerveux, ou plutôt s'opposer au dépérissement du membre paralysé en y excitant toutes les fonctions vitales. Aussi ne se bornaient-il pas comme Ling, à conseiller le massage de la tête qui peu augmenter l'épanchement primitif et rendre l'apoplexie foudroyante, mais bien le massage général, la tête exceptée, ou bien uniquement celui des parties privées de mouvement.

Parmi les nombreuses améliorations que j'ai vu obtenir par le massage dans les paralysies consécutives à une hémorragie cérébrale ancienne, je ne citerai qu'une seule observation due à M. le docteur Lagardel qui la recueillit pendant son séjour à Luchon et qu'il publia dans le *Courrier médical* du 3 septembre 1864.

« Mme X, âgée de 32 ans, douée d'une forte constitution a eu
» sans cause connue, une attaque d'apoplexie avec paralysie
» complète de tout le côté droit.

» Les médecins appelés en consultation ont tous posé le » pronostic le plus grave, car ils craignaient que la malade » ne pût jamais se servir des membres paralysés.

» Un seul moyen leur était offert dans le but d'essayer une » amélioration, c'était le massage, et ils étaient certes très » loin d'espérer les résultats qui ont été obtenus.

» Après un mois d'un massage général et méthodique, nous » vîmes cette malade faire sans fatigue des promenades à pied » d'une heure environ et se servir de la main droite dans tous » les cas où elle n'avait pas à déployer une force trop consi- » dérable.

» Cette dame doit au massage seul le bonheur de pouvoir » se servir de ses membres qui étaient complètement paraly- » sés : la bouche et la parole sont revenus dans leur état nor- » mal et il ne reste plus qu'un peu de faiblesse dans le bras » droit.

» Nous avons toujours considéré le massage comme devant » produire de brillants résultats, dans bien des cas désespé- » rés, mais nous n'avions pas encore pu constater ses effets » dans le cas où il y a une lésion organique du cerveau. »

Les paralysies musculaires, mieux étudiées aujourd'hui, n'ont pas toujours pour cause une affection cérébrale. M. Barnier, dans sa thèse d'agrégation (1860) sur les paralysies musculaires, reconnaît d'autres causes, et il dit : « Un muscle est un organe doué d'une propriété spéciale et propre à sa fibre, l'irritabilité. Cette propriété dérive de la structure même du muscle et a besoin pour s'exercer de l'influence des nerfs et du sang. La bonne nutrition, l'*eucrasie* du muscle, lui est donc nécessaire, et toutes les fois que les aliments nutritifs et respiratoires feront défaut à celui-ci dans une certaine proportion, elle diminuera ou s'éteindra complètement. »

Je ne vais pas plus loin sur les diverses causes de paralysies musculaires, car je ne dois ici que faire ressortir les indications d'un agent thérapeutique. Or, cette citation suffit, et l'on voi comme d'ailleurs M. Barnier le conseille lui-même, que, dar tous ces ordres de paralysie, le *massage* peut rendre de grand services, tantôt en s'adressant à la cause de la paralysie elle même, tantôt en palliant à tous les désordres consécutifs qu pourraient survenir ; et je crois pouvoir affirmer que le mas sage n'est pas plus dangereux que l'électricité et les bains su fureux conseillés par tous les auteurs.

Dans les *paralysies myogéniques,* paralysies musculaire partielles, incomplètes, indépendantes de toute lésion appré ciable du système nerveux, le massage est conseillé nommé ment par plusieurs auteurs, tandis que d'autres conseiller les bains électriques, les frictions avec les liniments excitant et avec des brosses métalliques, ainsi que la gymnastique. L massage, aussi bien que tous ces divers moyens, empêcher l'atrophie des muscles et leur racourcissement.

Il en est de même pour la *paralysie graineuse de l'enfanc* décrite sous ce nom par M. Duchêne et qui, selon M. Bouchut n'est autre que la paralysie myogénique, dont il vient d'êtr question, et qui vient d'être nettement séparée de l'atrophi musculaire progressive des adultes dont il va être questio fol. 221.

Le massage obtient les plus grands succès également dan les *paralysies essentielles,* c'est-à-dire dans les *paralysies* don la cause n'a pu être découverte ni dans les muscles, ni dan les nerfs, ni dans le cerveau. Ces paralysies surviennent sou vent pendant la convalescence des *maladies aiguës* et on les observées surtout à la suite de la fièvre *typhoïde*, de la *dysen terie*, de la ecarlatine, du choléra, de la variole et particulière ment de la diphtérite.

M. Lallement, dans sa thèse sur l'*élément nerveux* du croup me paraît donner une explication rationnelle de ces accident paralytiques.

Le point de départ initial serait causé par l'inflammation diphtéritique de la muqueuse des voies aériennes.

Les nerfs sensitifs de cette muqueuse transmettent l'irritation à l'isthme de l'encéphale, et là, l'impression se transforme : 1° par l'intermédiaire des nerfs moteurs, pour déterminer des phénomènes spasmodiques ou convulsifs ; 2° par l'intermédiaire des nerfs vaso-moteurs, pour déterminer des congestions dont l'action locale, favorisée par l'épuisement général de la convalescence d'une affection aussi grave, produit par actions réflexes les congestions diverses et la paralysie diffuse de tous les membres et leur atrophie, laquelle peut être due elle-même à l'altération de nutrition, causée par la contraction des vaisseaux et les altérations secondaires du sang.

Cette théorie des actions réflexes multiples peut s'appliquer à toutes les paralysies survenues pendant la convalescence des maladies aiguës graves. Elle justifie, en même temps, le traitement que tous les auteurs ont opposé à cette paralysie essentielle. Le massage, qu'ils conseillent d'ailleurs, est l'un des plus puissants moyens pour activer les phénomènes intimes de la nutrition.

3° *Névroses convulsives, spasmodiques.* — L'action du massage sur les nerfs étant prouvée aujourd'hui, nous pouvons entrer dans quelques détails plus étendus sur les névroses convulsives ou spasmodiques qui ont été traitées par ce moyen : tels sont la contracture spasmodique, la crampe des écrivains, la chorée, la catalepsie, le tétanos, l'hystérie, la coqueluche, l'anaphrodisie, l'hypochondrie, l'atrophie musculaire, le tremblement nerveux.

Déjà il a été question de la *contracture musculaire*, à propos du torticolis et du lumbago, je ne crois pas utile d'y revenir ici.

Dans les *crampes des extrémités*, le même moyen peut avoir un plein succès, et dernièrement des médecins militaires ont vanté le massage contre les crampes des cholériques, comme je le rapporterai au sujet du choléra.

M. Meding vient tout récemment encore d'indiquer le massage comme utile dans la *crampe des écrivains*.

Depuis encore l'on a multiplié les essais du massage dans la *crampe des écrivains*. Ces effets ont été reconnus par un grand nombre de médecins en France, notamment par M. Vigouroux (*Progrès médical*, 1882) qui a le tort d'attribuer cette méthode de traitement à Wolf, de Francfort, comme si, bien avant que je ne l'eusse indiqué moi-même, d'autres ne l'avaient pas conseillée !

Rossander est le premier, je crois, qui, concurremment avec le massage, a conseillé les injections hypodermiques de strychnine dans la crampe des écrivains (*Deutsche Klinik*, 1873) ; en 1877 et 1879 (*New-York medical*), Graham et Beard ont assimilé à cette crampe des écrivains certaines professions (*pianiste et violoniste*) qu'ils ont traitées par le massage ; enfin je citerai M. Schreiber, 1884, *Traité du massage*, fol. 316, qui, s'appuyant sur Benedikt et Erb, reconnaît trois formes de contracture dans la *crampe des écrivains*, *des pianistes*, *des violonistes*, *des tailleurs*, *des cordonniers*, *des marteleurs*, *des vachers* et autres dont la profession réclame un travail trop fort des muscles, ou bien une position pénible soutenue trop longtemps.

Ces crampes, dit M. Schreiber, seraient déterminées, selon Benedikt, ou par contracture ou par tremblement ou par paralysie et, comme elles arrivent au bout d'un certain temps, lorsque les muscles sont fatigués au point que, malgré le désir du sujet, ils se refusent à continuer le travail. M. Benedikt propose d'appeler cet état : *névrose fonctionnelle* de coordination.

M. Erb croit que les impulsions volontaires multiples que déterminent les différents mouvements des doigts et de la main se groupent en des points déterminés du cerveau (appareils de coordination) bien que les voies conductrices coordinatrices soient jusqu'à un certain point indépendantes des voies motrices simples. On comprend, ajoute encore M. Schreiber, fol. 318, que la plus légère modification dans la conductibilité d'une de ces voies doit provoquer une perturbation dans tout le système. Quand la résistance s'accroît dans certaines voies, l'activité musculaire correspondante s'affaiblit et le renforcement de la volonté, destiné à ramener cette activité à son degré normal, produit des crampes dans les muscles coordonnés. Mais il est aussi certain que ces crampes sont un résultat d'une lésion des nerfs et des muscles périphériques.

De là l'utilité du massage dans cette affection. M. Schreiber cite un cas dans lequel il attribue la cure à l'action du massage et à l'exercice de la main avec l'appareil de Nussbaum qui force les malades à écrire en faisant fonctionner les muscles dans une direction absolument opposée à la direction ordinaire. Cet appareil consiste dans un anneau en caoutchouc qui s'applique autour des quatre doigts, l'auriculaire restant au dehors. A la face supérieure de cet anneau, à la partie qui correspond au médian, le porte-plume est fixé sur une charnière de manière à ce que la plume longeant ce doigt le dépasse pour venir appuyer le bec sur le papier. L'écriture se fait par le mouvement de la main entière et l'innervation des fléchisseurs et des abducteurs est remplacée alors par celle des extenseurs et des adducteurs. L'appareil me paraît simple et ingénieux, j'ai cru devoir aider à le faire connaître.

La *chorée* a été l'objet d'un mémoire à l'Académie de médecine, en 1855, par M. Blache, qui vante les effets du massage dans le passage suivant :

« Voici par quelle série d'exercices doit passer un choréique (il n'est question que de la chorée des jeunes sujets, et non de la chorée symptomatique observée par exception dans un âge avancé) que nous supposerons, par exemple, couché dans un lit en forme de boîte et parfaitement rembourré, où il est agité de mouvements les plus bizarres et les plus désordonnés ne pouvant se tenir un instant debout, laissant échapper tous les objets confiés à sa main, et incapable d'exprimer sa pensée par la parole. Dans un tel état, la volonté du sujet est impuissante ; on ne peut en quelque sorte lui rien demander, et la gymnastique doit être toute *passive*.

» Le professeur (M. Laisné, professeur de gymnastique à l'hôpital des Enfants), aidé de trois à quatre de ses élèves les plus intelligents, fixe le malade sur son lit, dans le décubitus dorsal, et le maintient dans l'immobilité pendant dix à quinze minutes ; puis il commence les *massages* à pleine main, et les répète longtemps sur les membres supérieurs et inférieurs et la poitrine. Au *massage* succèdent des pressions énergiques sur les mêmes parties. Des manœuvres semblables sont ensuite pratiquées à la partie postérieure du tronc et principalement à la nuque et sur les masses musculaires des gouttières vertébrales. Une séance de cette nature dure environ une heure et on la répète pendant trois ou quatre jours de suite. Chaque fois on constate un amendement dans le désordre des contractions ; l'enfant témoigne qu'il en éprouve beaucoup de bien-être, et s'il était précédemment privé de sommeil, il peut enfin dormir d'une manière plus calme. Les jours suivants, sans interrompre complètement le massage, on commence par faire exécuter des mouvements très réguliers et parfaitement rythmés.

» Il est clair que les massages et les frictions sont de nature à activer singulièrement l'action du système capillaire de la peau et des tissus sous-jacents, et partant les phénomènes intimes de la nutrition. Les mouvements sont combinés de façon que les muscles, dont les puissances sont synergiques, se trouvent mis en mouvement d'une manière régulière et simultanée. Ces organes, inhabiles à se contracter spontanément et avec régularité, semblent tout à fait passifs : ainsi on plie et on étend les membres sans que la volonté du patient concoure à produire ces effets ; le plus souvent même, elle semble s'y opposer, et on ne les obtient qu'en employant une certaine force ; mais au bout de deux ou trois séances, quelquefois même après la première, la main du professeur suit les contractions qui viennent à son aide d'une manière régulière. La volonté n'avait plus qu'un faible empire sur le système musculaire ; chaque jour cet empire augmente, en même temps que les mouvements anormaux vont en diminuant de fréquence et d'intensité.

J'ai traité à Luchon plusieurs cas de cette nature et je puis affirmer que la chorée rhumatismale et la chorée des chlorotiques ne résiste pas à l'action combinée du massage et des eaux sulfurées de Luchon.

L'*éclampsie des enfants* peut être traitée par le massage dans l'intervalle des accès, quand elle a pour cause une digestion difficile. Ballixerd, Friedlander, Désessarts l'ont conseillé dans le même cas, ainsi que dans le *tic de la face*.

On l'a aussi conseillé dans le *spasme de la glotte et de l'angine de poitrine*. Il se peut qu'il soit de quelque utilité dans ces affections, mais il ne faudrait pas négliger les autres moyens. Le massage est utile surtout dans les *pseudo-angines de poitrine* si bien décrites par M. Huchard. *Gaz. hôp.*, 9 février 1884. Il les distingue en : 1° angines nerveuses que l'on rencontre dans l'hystérie, la neurasthénie, l'hypochondrie, la maladie de Graves ; 2° en réflexes, qui sont d'origine abdominale, gastro-intestinale, hépatique ou d'origine puerpérale ou d'origine périphérique ; 3° en diathésiques observées surtout dans la goutte, le diabète et la syphilis ; 4° en toxiques, pouvant être produites par l'abus du tabac, du thé, du café, de l'alcool, etc.

Dans la *coqueluche*, on peut admettre le massage, certain

que l'on peut être que, s'il ne produit pas la guérison de la coqueluche, l'état général sera conservé, modifié même favorablement, en donnant une énergie nouvelle à toutes les fonctions de l'économie.

Dans la *catalepsie*, Valleix et plus récemment M. Puel ont signalé la possibilité de produire la cessation de la contraction musculaire à l'aide du massage. En dehors de l'accès même, le massage est un des bons moyens pour réveiller les fonctions organiques de ces malades, et pour exciter les fonctions stomacales et la sensation de la faim, qui paraissent leur faire complètement défaut.

L'*hystérie* a été également traitée par le massage ; cependant ce n'est pas l'accès que l'on a prétendu calmer, mais bien les hystéralgies et les douleurs viscérales, qui arrivent si fréquemment chez les hystériques. Le massage, dans ces conditions, a fait ses preuves entre les mains de Récamier. Valleix, après lui, l'a conseillé dans les mêmes cas, ainsi que dans les paralysies hystériques.

Dans la *forme libidineuse* de l'accès d'hystérie, les frictions sur le ventre, la titillation du col utérin et du clitoris ont été conseillées par de graves autorités ; mais M. Grisolle repousse ces manœuvres comme contraires aux convenances.

La manœuvre (confrication) qu'un certain médecin est réputé faire pendant l'accès doit sans doute son origine aux observations de Récamier et des graves autorités dont parle M. Grisolle. Quelle qu'elle soit, il me semble qu'elle ne devrait pas être repoussée, si surtout elle est faite dans le but de guérir et avec l'autorisation des parties intéressées, et si, par-dessus tout, elle est réellement couronnée de succès.

Dans les *rétractions accidentelles* des membres d'origine hystérique, M. Morel-Lavallée (concours 1844) conseille le massage.

Ces rétractions ne doivent pas être confondues avec cet état, que MM. Charcot et Richer ont appelé chez les hystériques *diathèse de contracture* et qu'ils ont décrit dans la *Gazette des hôpitaux* du 20 décembre 1883.

Ces contractures se rencontrent souvent dans l'état léthargique et somnambulique ; elles cèdent toujours par un massage bien fait en dehors de la crise.

Sans vouloir entrer dans le domaine du magnétisme animal, nous devons cependant parler de certains cas observés par M. le docteur Mervy qui, sur deux jeunes gens, m'a montré les résultats que l'on pouvait obtenir par le concours combiné du massage et du magnétisme animal.

Chez l'un, il s'agissait d'une atrophie musculaire de la masse sacro-lombaire ; chez l'autre d'une hydarthrose du genou avec athrophie musculaire du membre inférieur. Chez les deux, après les avoir massés et influencés, il obtenait la contraction des muscles aussi bien dans le sens de la longueur que dans le sens transversal, suivant qu'il appliquait un doigt de chaque main aux deux extrémités du muscle influencé ou qu'il les appliquait en travers sur les bords du même muscle. Il obtenait les mêmes effets de contraction à distance, avec la même intensité qu'à l'aide d'une machine électrique.

Cette force névrosthénique, je l'avais pressentie, dès 1863, en interprétant l'action physiologique du massage sur les fonctions d'innervation. Ses règles précises ont été données par M. Barety dans un mémoire présenté à la Société de Biologie, le 30 juillet 1881 ; mais, selon lui, elle n'était applicable qu'à certains sujets susceptibles d'être influencés ou magnétisés, les hystériques, par des personnes jouissant du pouvoir émissif de la force neurique rayonnante. Bien mieux que M. Barety, MM. Charcot et Dumontpallier ont reconnu que ces effets névrosthéniques peuvent s'obtenir non seulement chez les hystériques, mais encore chez quelques jeunes gens. Plus récemment encore, M. Brémond, dans son rapport du 8 décembre 1883, a démontré (*Gaz. hôp.*, 11 décembre 1883) que l'on pouvait provoquer ces effets non seulement chez quelques sujets sains, mais encore chez le tiers des jeunes gens âgés de quatorze à vingt-six ans. Il n'est donc pas étonnant que M. Mervy, après avoir massé les deux jeunes gens qu'il me montra, n'ait pu les magnétiser et exercer sur eux cette influence, ce pouvoir neurique rayonnant, prévu par moi dès 1863 et décrit par M. Barety en 1881. Ce pouvoir pourra donc être utilisé, mais il n'entre pas dans le cadre du massage, c'est le magnétisme animal associé au massage.

L'*anaphrodisme* et la *spermatorrhée* ont souvent dû leur guérison au massage général, et en particulier à celui du périnée. Que la spermatorrhée ait pour cause une abstinence trop prolongée, ou bien qu'elle arrive par l'abus d'un commerce trop répété ou sans cause appréciable, elle n'en est pas moins traitée avec succès par ce moyen. Quant au succès du massage contre l'anaphrodisme, il a été prouvé dès les temps les plus reculés, et j'en ai cité des exemples plus haut en observant avec Virgile que les vieillards ne doivent pas user de ce moyen.

Depuis la publication de la première édition de ce traité, j'ai soigné plusieurs cas de *pertes séminales* diurnes ou nocturnes, sans cause appréciable ; j'ai obtenu par le massage et les eaux sulfureuses de Luchon plusieurs guérisons confirmées ; j'ai observé un seul cas d'anaphrodisme chez un homme très vigoureux, âgé de quarante-cinq ans. Le traitement sulfureux et le massage combinés eurent un plein succès. Cependant l'affection datait de deux ans.

Je dois encore signaler la *contracture spasmodique du vagin*, qui, entre les mains de Récamier, a cédé promptement au massage.

Dans l'*atrophie musculaire progressive ou ataxie locomotrice*, le massage, comme l'électricité et les bains sulfureux qu'on emploie sans grands avantages, peut entretenir la vitalité de la fibre musculaire, et retarder ainsi la production incessante du tissu graisseux à mesure que la fibre musculaire disparaît. Ce moyen général n'empêche nullement de se servir des autres remèdes en usage en pareil cas.

M. Dujardin-Beaumetz, dans sa thèse si intéressante sur l'*ataxie locomotrice*, conseille le massage lorsque l'ataxie est de cause rhumatismale. Tout en m'associant à l'opinion de mon savant ami, je conseille le massage dans tous les cas sans distinction aucune, d'accord avec: Althaus (*Britisch journal*, 1877), Haufe (Wiesbanden, 1881), Eulemberg (Vienne, 1882), Granville (*Brit. med. journ.*, 1882), Schreiber, 1884, et bien d'autres auteurs recommandables.

Les travaux récents de MM. Landouzy et Déjerine prouvent que l'*atrophie musculaire de l'enfance* ne doit plus être confondue avec celle de l'adulte ; voici leurs conclusions (*Semaine médicale*, 17 janvier 1884) : 1° dans l'atrophie musculaire progressive de l'enfance, la moelle épinière et les nerfs périphériques sont indemnes ; c'est une affection du *système musculaire* ; 2° Cette atrophie diffère complètement de la forme décrite chez l'adulte par Aran-Duchenne par les caractères suivants : (a) le début par les muscles de la face est constant ; (b) le système nerveux ne joue aucun rôle dans la pathogénie de la *myopathie*, ce qui est le contraire dans l'atrophie musculaire progressive de l'adulte où la chaîne nervo-musculaire s'altère dans toute sa longueur ; 3° on doit donc désormais distinguer nettement l'atrophie musculaire progressive *myélopathique* de l'adulte (type Aran Duchènne) de l'atrophie musculaire progressive *myopathique* de l'enfance et faire de cette dernière une affection à part que nous nommerons *myopathie atrophique progressive*.

Cette distinction, basée par MM. Dejerine et Landouzy sur les lésions anatomiques observées à l'autopsie, confirme pleinement mon traitement basé sur les eaux de Luchon et le massage. Il justifie le succès inexplicable que j'avais obtenu chez plusieurs enfants atteints de ce cette affection, tandis que je n'avais que de simples améliorations chez les adultes.

Dans le *tremblement nerveux* sans cause appréciable, le massage pourrait également avoir du succès, car il est toujours lié à un état d'anémie assez prononcé.

J'ai traité à Luchon une femme âgée de 55 ans, atteinte de la *paralysie agitante*. Le mouvement était si prononcé que cette femme ne trouvait plus de repos, ni le jour ni la nuit. Elle ne pouvait boire et manger qu'avec les plus grandes difficultés. Après un traitement de quinze jours par les eaux de Luchon et le massage, cette femme put tenir un verre à demi plein sans le verser. Son corps put conserver l'immobilité pendant le sommeil, ce qui n'arrivait pas précédemment. Après un traitement d'un mois de durée, le tremblement avait diminué de beaucoup, au point que je croyais assurer une véritable cure si la malade avait pu prolonger son séjour à Luchon ; mais privée de toutes ressources elle dut regagner son pays ; je ne l'ai pas revue.

Ce demi-succès m'autorise à conseiller de plus fort le massage dans cette affection rebelle d'ailleurs aux autres traitements.

De même que l'on a observé que, dans les contractures musculaires et des extrémités, le massage jouit d'une certaine efficacité, je ne serais pas éloigné d'inviter à tenter du massage dans le cas de *tétanos*. On conseille bien l'électricité, les excitants de la peau, pourquoi lui aussi ne pourrait-il pas être mis à l'essai ? Ne voyons-nous pas M. Cruveilhier rapporter un cas de tétanos guéri par un procédé bien singulier, en engagcant le malade à respirer en mesure, et en faisant des inspirations forcées aussi profondes que possible ? (*Anat. pathol.*, t. I, p. 153). Le massage peut faciliter les grandes et larges inspirations ; il détermine une excitation de toutes les fonctions de la vie nutritive et de relation ; il pourrait à tous ces titres intervenir peut-être utilement dans cette terrible maladie. Voyez comment les Indiens traitent cette maladie selon Wright : on plonge toutes les trois ou quatre heures le malade dans l'eau, puis on l'essuie fortement et on le remet dans un lit chaud. Cette pratique, bien connue en hydrothérapie, facilite singulièrement la sueur, elle agit dans le même sens que les bains de vapeur, qui comptent quelques succès entre les mains de Campaignac et Pétrequin dans la cure du tétanos. Le massage remplit le même but, et pourrait être essayé sans préjudice de tous les autres moyens.

Telle était l'opinion que j'émettais en 1863. Ces vues purement théoriques m'étaient inspirées comme conséquences rigoureuses déduites de l'efficacité du massage dans diverses affections nerveuses, dans les contractures musculaires et celles des extrémités. Le résultat qu'avait consigné M. Cruveilhier me paraissait avoir été obtenu par un moyen bien moins efficace que le massage. L'observation que je viens de trouver, en continuant mes recherches, confirme mon opinion.

Il s'agit d'un cas de tétanos (*Gazette des hôpitaux*, 1867) consécutif à la fracture du maxillaire supérieur produite par l'extraction de deux dents molaires. M. le docteur Garin eut recours aux préparations opiacées à haute dose et à tous les autres moyens usités. La marche des accidents était de plus en plus grave et déjà il n'avait plus d'espoir, lorsqu'il s'aperçut que le malade n'éprouvait du soulagement que pendant la durée des frictions médicamenteuses qu'il avait prescrites sur le trajet de la moelle épinière. L'idée lui vint de rendre les frictions continues et pendant plusieurs heures, il fit pétrir, malaxer, broyer tout le corps du malade par les élèves qui se relevaient de dix en dix toutes les heures et qui continuèrent leurs manipulations longtemps après la cessation des crampes. Le succès fut complet.

Cette observation justifie pleinement la proposition que j'avais formulée alors que je ne connaissais aucune expérience qui pût légitimer mes conseils. Je ne doute plus désormais et j'espère que mes confrères emploieront le massage dès qu'ils se trouveront en présence d'un cas de tétanos. Ce n'est plus une invitation timide que je fais aujourd'hui, mes pressentiments sont étayés de l'observation de M. Garin faite en présence d'un grand nombre d'élèves qui ont pris une part active à cette guérison. Désormais donc il est du devoir des praticiens de traiter le tétanos par le massage.

M. le docteur Brachet a signalé un nouveau succès dû à l'action combinée du massage et les eaux sulfureuses (*Gazette des hôpitaux*, 14 novembre 1869).

Dans l'épilepsie, bien que Galien conseille beaucoup d'exercice et beaucoup de frictions, je ne conseillerai pas le massage.

L'hypochondrie s'accompagne toujours de névralgies diverses, surtout de celle de l'estomac, et d'une anémie consécutive des plus caractérisées. Le massage pourra combattre ces deux causes de tourment de l'hypochondriaque, et le remettre ainsi dans de meilleures conditions de santé.

Telles sont les diverses maladies des fonctions de l'innervation que l'on peut traiter par le massage. Quant aux vésanies, je n'ai pas cru devoir les indiquer, attendu que pas un seul auteur, que je sache, ne s'est servi de cet agent thérapeutique pour la cure de ces névroses, bien qu'Hippocrate, Celse, Arétée, Galien, conseillent dans la frénésie, dans la manie aiguë, dans la mélancolie et la démence, l'usage des frictions très rudes, de la percussion même et de beaucoup d'exercice.

§ VII. — MALADIES DES ORGANES GÉNITO-URINAIRES

Il a déjà été question des névroses et des névralgies de ces organes, ainsi que des affections rénales. Il ne me reste qu'à dire un mot de certaines affections de la vessie, de l'utérus et des organes génitaux externes.

On a pratiqué le massage avec un *bon résulat dans les paralysies de la vessie*, dans les *contractions spasmodiques de son col* et dans son *atonie* qui occasionnent l'*incontinence d'urine*.

Les *engorgements chroniques de la prostate* sont traités avec un succès égal par le massage combiné avec les eaux sulfureuses de Luchon ou par le massage seul selon le travail remarquable d'Estlander 1878.

Il existe quelquefois des *adhérences des feuillets de la tunique vaginale* entre eux, ou bien *du testicule avec la peau des bourses*, à la suite d'opérations qui ont été nécessitées par des accidents ou par certaines maladies. Ces adhérences déterminent souvent des douleurs très vives aux malades, surtout pendant l'érection. Un massage, méthodiquement fait, peut détruire les adhérences et rendre au testicule sa liberté pour monter vers les anneaux.

Un homme qui occupe une position des plus brillantes à Paris était atteint de ce genre d'affection. Venu aux eaux de Luchon pour une autre maladie, il me fit part de son indisposition gênante ; je lui promis la guérison et quinze massages que je lui fis pratiquer, obtinrent une cure radicale.

Les *paraphimosis* les plus compliqués sont réduits par un ensemble de manipulations qui constituent un véritable massage.

M. le docteur Phélippeaux décrit le procédé suivant (*Massage* fol. 163). « Saisissant le pénis à pleine main gauche, il

» ramène toute la peau qu'il peut d'arrière en avant vers le » gland comme s'il voulait le recouvrir tout de suite. La sur» face de l'organe et le prépuce sont ensuite abondamment » lubréfiés avec de l'huile d'amandes douces qui pénètre éga» lement les bourrelets œdémateux. — On commence alors le » massage. Le gland est saisi, à la fois, par la pulpe des » doigts de la main droite qui le pressent avec méthode, le » pétrissent pour l'assouplir, le ramollir et en chasser le sang » qu'il contient jusqu'à ce qu'il soit dégorgé et flétri. Lorsque » l'organe a été tout ratatiné par le pétrissage digital, il de» vient facile de le presser bilatéralement, entre le pouce et » les autres doigts pour le repousser sous le limbe préputial, » pendant que la main gauche ramène sans cesse en avant » tous les téguments capables de glisser sur le corps caver» neux. » Par ce procédé, ajoute-t-il, il n'a jamais été dans » l'obligation de pratiquer le débridement ».

Les *affections de l'utérus* traitées par le massage sont en grand nombre. Il n'est pas jusqu'à l'*aménorrhée*, la *dysménorrhée* et la *métrorrhagie* qui n'aient été traitées par le massage général ou particulier de cet organe.

Cazeaux a traité également par le massage certains accidents qui surviennent pendant l'accouchement : tels que l'*inertie de l'utérus* et la *métrorrhagie* produite par cette inertie. Il dit même que, dans ce dernier cas, c'est le moyen le plus sûr et le plus inoffensif, car « il n'est pas susceptible de déterminer l'inflammation de la matrice comme la plupart des astringents et des stimulants que quelques auteurs ont conseillés ».

Il indique encore le massage dans les *contractions partielles* et irrégulières de l'utérus, dans l'*inertie* et la *lenteur* pendant le travail.

Tout récemment (*Gaz. Hôp.* 9 février 1884), le docteur Couétoux a obtenu par le massage un succès complet dans un cas de *métrite parenchymateuse* pour lequel il avait tenté tous les moyens connus. Il rapporte à Norstrom le procédé qu'il a décrit, c'est une erreur, car, bien avant le rapport de Norstrom à l'Académie, qui eut lieu en 1874, dans ma première édition qui date de 1863, fol. 112, je donnais le même procédé de massage tiré du *Traité d'accouchements* de Cazeaux, fol. 930 : *suum cuique*. Depuis quelque temps l'on a peut-être trop généralisé le massage dans les affections utérines, Asp est de ce nombre ; Rewes le conseille dans tous les cas où l'utérus devient volumineux et moi-même j'ai obtenu deux cures de *physométrie*. Dès le premier massage l'utérus se débarrassa de ses gaz ; il n'y eut pas de récidive.

Les *manœuvres externes* que les accoucheurs conseillent pour amener la tête du fœtus au bas, de manière à changer la position vicieuse et déterminer une présentation céphalique ne sont pas autrement faites que les pressions, les frictions et les malaxations des masseurs. L'on consultera avec intérêt les traités d'accouchement récents qui, au reste, ne font que reprendre ce que la nature avait indiqué aux peuples primitifs, ce qu'a démontré M. Engelmann en 1882 dans le journal américain d'obstétrite, dans son travail intitulé : *Massage et expression, manœuvres externes dans l'obstétrite des peuples primitifs*.

La *phlegmatia alba dolens* aurait été traitée avec succès par le massage selon le Dr Kochmann. N'a-t-on pas à redouter le décollement du caillot et la perte de la malade par cette manœuvre !

Comme annexe aux organes génitaux, je dois parler des affections de la *mamelle* chez la femme.

Dans la *mastite*, selon Schreiber (*Massage*, 1884, fol. 228), l'on obtient de bons résultats avec le massage. Il appuie ces données sur des observations dues au professeur Lœbisch et à Niehaus qui ont obtenu la résolution rapide des nodosités ou indurations récentes des seins. Une seule séance de massage suffirait dans les cas récents, tandis que pour les cas anciens, il faudrait plusieurs séances et l'on ne devrait cesser que lorsque la partie indurée serait devenue aussi molle que le reste de la glande.

Les *névralgies*, les *ecchymoses* ont trouvé leur place ailleurs, il ne reste qu'à parler de la sécrétion lactée.

La *sécrétion lactée* qui faisait défaut chez une femme récemment accouchée est devenue très abondante à la suite d'un massage du sein.

Dans la *galactorrhée* survenant chez une femme débile, le massage général pourrait être employé au même titre que les autres reconstituants de l'organisme.

Enfin, il n'est pas sans exemple que des jeunes filles soient venues réclamer du médecin quelques conseils pour obtenir une faveur dont la nature ne les aurait pas gratifiées ; on peut au moyen d'un massage, répété pendant quelque temps, faire naître rapidement chez elles les formes qu'elles enviaient à leurs compagnes.

§ VIII. — MALADIES CONSTITUTIONNELLES, DIATHÉSIQUES ET INTOXICATIONS

J'ai peu de choses à dire sur les diverses maladies qui composent ce groupe, car le massage ne peut rien contre l'élément morbide déterminant un de ces trois ordres d'affections. Ce mode de traitement vient augmenter le nombre des agents thérapeutiques qui, en excitant toutes les fonctions en général, mettent l'économie à même de résister au mal, de l'éliminer en quelque sorte ; ou bien de pallier à la consomption qui s'empare bien vite du malade. Dans toutes ces affections, l'hygiène joue un grand rôle ; l'exercice a été considéré comme un des principaux agents à leur opposer ; et le massage, comme lui, en favorisant, en excitant toutes les fonctions, atteindra le même but. L'indication est donc de s'adresser à l'économie tout entière, ce sera donc un massage général que l'on devra pratiquer toutes les fois qu'on voudra employer cet agent thérapeutique dans ces affections.

Il est presque superflu d'indiquer les diverses maladies auxquelles s'adressent ces considérations générales ; cependant, comme dans certaines de ces affections il y a quelques indications particulières à remplir, je vais jeter un coup d'œil sur celles qui ont quelque intérêt au point de vue du massage.

La *chlorose* s'accompagne de certains accidents contre lesquels le massage est très puissant : ce sont des *paralysies*, des *douleurs névralgiques*, de la *gastralgie*, de la *dyspepsie*, des *palpitations*, etc. Le massage, dans tous ces accidents chlorotiques, ne le cède à aucun autre moyen, surtout lorsque la malade se trouve dans l'impossibilité de faire aucun exercice actif. Bien entendu que le massage n'exclut pas les autres médications toniques appliquées à l'extérieur ou administrées à l'intérieur.

Colson, Guillet, Récamier, Aran, etc., citent des chloroses résistant aux médicaments les plus appropriés et ayant cédé rapidement par quelques massages.

La *leucocythémie*, maladie connue depuis peu, caractérisée par la présence d'une quantité anormale de globules blancs dans le sang, est accompagnée d'un cortège d'altérations spéciales qui trouveront un traitement utile dans le massage.

Par le massage général en effet l'appétit renaîtra : les ganglions du cou, des aisselles, des aines hypertrophiés diminueront de volume ainsi que ceux du mésentère ; l'hypertrophie de la rate et du foie pourra être atténuée ; les troubles de la vision et tous les autres signes de l'anémie et de la cachexie trouveront dans le massage un moyen aussi efficace que ceux que l'on a imaginés jusqu'à ce jour et qu'il sera bon de mettre en usage concurremment avec lui.

Le seul cas de *leucocythémie* que j'ai eu à traiter, depuis que j'exerce à Luchon s'est présenté en 1868. L'amélioration sensible que j'obtins de l'état général et des engorgements ganglionnaires du cou, des aisselles et des aines, semble me prouver que cette affection pourrait être combattue avec succès par les eaux sulfurées de Luchon et le massage.

Rhumatisme. — Ce n'est pas le *rhumatisme* aigu ou subaigu qu'il faut traiter par le massage, mais bien le *rhumatisme chronique*, sans phénomène fébrile d'aucune nature. Dans cette situation la guérison arrive assez promptement, surtout dans les stations thermales, à Bagnères-de-Luchon, par exemple, où l'on a l'habitude de combattre ces rhumatismes chroniques non fébriles par le massage, les bains sulfureux, les douches sulfureuses et l'étuve.

Les *roideurs articulaires*, les *contractures musculaires*, les *fausses ankyloses*, même assez étendues et anciennes, consécutives à ces rhumatismes, cèdent avec une rapidité vraiment merveilleuse par la méthode thérapeutique usitée dans cet établissement thermal si fréquenté.

J'avais l'intention, au début, de ne prendre pour sujet de ma thèse que l'action thérapeutique du massage et des eaux sulfureuses de Bagnères-de-Luchon combinés, dans les diverses affections chroniques ; mais, m'étant vu forcé d'entrer dans des détails sur les manipulations du massage et sur ses effets physiologiques, j'ai changé de sujet, me réservant d'aller étudier d'une manière plus complète la question que je m'étais proposée d'abord, puisqu'il me sera facile, habitant cette station thermale, de grossir le nombre de mes observations.

Ma situation exceptionnelle de médecin exerçant toute l'année depuis plus de vingt ans dans cette riche et brillante station d'eaux sulfurées, m'a permis d'étudier avec fruit l'action combinée de ces eaux avec le massage ; aussi, fidèle à ma promesse, à mesure qu'une maladie chronique s'est offerte à ma description, j'ai eu le soin de faire ressortir l'avantage qu'il m'a semblé devoir résulter de la combinaison du massage avec le traitement hydro-minéral.

Cette précaution sera prise encore pour les quelques maladies qu'il me reste à passer en revue.

Le massage a été également appliqué à la *goutte,* mais ce n'est que dans l'intervalle des accès que le massage peut être utile. D'ailleurs, Valleix l'a formellement indiqué. Le massage, dans l'intervalle des accès, aurait un pouvoir tel contre la goutte, que des auteurs ont la prétention de soutenir que les habitants des pays chauds doivent au massage le bénéfice de ne pas connaître cette terrible maladie.

Dans la *scrofule* et sa manifestation extrême, la *tuberculisation* générale ou partielle, le massage agit surtout comme reconstituant.

Dans les *engorgements scrofuleux* accessibles au toucher, le massage a de plus une action directe sur ces manifestations diathésiques, en donnant une action vitale plus énergique à la partie malade ; il peut en déterminer une résolution plus rapide, comme je l'ai dit fol. 175 à propos des engorgements strumeux.

Dans le *rachitisme*, le massage agit comme reconstituant, et de plus, en insistant sur les manipulations des muscles les plus faibles, on peut prévenir de la sorte les déviations inévitables sans le massage et les appareils orthopédiques ; c'est ce qu'a prouvé le Dr Dally dans un mémoire excellent publié en 1879.

Il n'est pas jusqu'à la *syphilis* qui ne demande quelquefois l'intervention de cet agent. Bien entendu que dans cette affection le massage ne doit être employé que lorsque l'individu devenu *cachectique* soit par un traitement mal dirigé, ou bien trop négligé, se trouve dans un état d'anémie et d'atonie si grandes qu'il ne peut faire le traitement approprié.

Le massage, dans ce cas, est d'une utilité très remarquable car il active les fonctions digestives, en même temps qu'il facilite l'absorption du médicament spécifique ; il remonte, en un mot, la constitution trop délabrée du malade et le met dans la situation la plus convenable pour faire le traitement spécifique.

La méthode de Cirillo, employée encore quelquefois dans le traitement de cette affection, doit arriver à des résultats très rapides quand on facilite l'absorption cutanée par un massage bien fait.

Scorbut, cancer, albuminurie, diabète. — D'accord sur la genèse de ces maladies avec Bonnet et l'honorable professeur d'hygiène de la Faculté de Paris, M. Bouchardat, j'attribue en partie, ces maladies à un abaissement du chiffre des actions nutritives. Je conseille donc avec eux de réveiller l'activité organique de personnes affectées d'une de ces maladies.

Or, nous avons vu combien le massage est favorable au développement de la calorification et des autres fonctions organiques, il sera donc utile pour ramener ces malades torpides, se chagrinant et d'une activité musculaire nulle ou presque nulle. Par l'activité qu'imprime le massage, le malade se sentira revivre, ses idées seront moins tristes, bientôt même agréables, et l'exercice passif déterminé par le masseur suppléera au défaut d'énergie du malade.

Telles sont les considérations que je crois pouvoir étendre également à *la scrofule*, comme d'ailleurs, l'a déjà fait M. Bouchardat, sans toutefois indiquer le massage dont l'application a été déduite par moi des leçons de ce professeur.

L'*albuminurie* m'a fourni quelques exemples dans lesquels, aidé du massage et d'un traitement sulfureux à Luchon, j'ai eu des succès arrivant, chez quelques-uns, jusqu'à la disparition complète de l'albumine des urines.

Quand au *diabète* je n'ai été appelé à le traiter qu'une seule fois. Chez ce malade après deux mois de massage, les muscles avaient grossi, les crampes des mollets, qui, au début privaient le malade du sommeil avaient cessé, la peau était devenue plus souple et souvent moite, la soif avait diminué, l'urine était moins chargée de sucre, tout m'annonçait une amélioration certaine, lorsqu'à la suite d'une imprudence, une pneumonie double vint m'enlever le malade en trois jours.

Ce fait mérite notre attention, et, bien qu'isolé et imparfait, il semble concluant.

La *maladie d'Addison* (*maladie bronzée*) si bien étudiée par mon excellent ami, le docteur Martineau, qui, pour la nature de laquelle, se range parmi ceux qui la considèrent comme une névrose ayant pour siège le grand sympathique, pourrait, à ce titre, trouver dans le massage une méthode rationnelle de traitement, surtout en l'aidant du traitement sulfureux de Luchon, si utile dans la plupart des maladies à marche torpide.

Ma manière de voir serait légitimée par la marche et la terminaison de cette maladie et par l'insuccès de toutes les autres méthodes de traitement.

Dans les *empoisonnements*, on serait blâmable si l'on perdait un temps trop précieux à recourir au massage, comme Oribase, Aétius, Paul d'Égine, etc. Il serait bon, à leur exemple, de combattre les *syncopes*, les états *comateux* ou *cardialgiques* par des massages, et comme ils le disent, en agitant le malade, soit séant, soit couché ; mais il faut avant tout, recourir aux contre-poisons.

Parmi les *intoxications industrielles*, je citerai les intoxications saturnines et mercurielles dans lesquelles le massage facilitera l'élimination du métal, en même temps qu'il combattra ou préviendra la cachexie.

Il en sera de même dans les convalescences lentes de divers

empoisonnements dont les effets toxiques sont lents à disparaître de l'économie.

Il me reste à parler de trois maladies infectieuses, le choléra, la fièvre jaune et la fièvre intermittente.

Lors de la dernière épidémie de *choléra*, on a constaté le heureux effets des excitants diffusibles dans la période algide ainsi que ceux des frictions et de la percussion.

Les *crampes* ont été traitées également par les friction les plus rudes et par les mouvements des membres. Le médecins militaires de l'Algérie ont constaté même que, pou les faire cesser, il suffisait de mouvoir les muscles de la partie contracturée. Je ne citerai qu'un cas très curieux de guérison du choléra, dû à l'inconduite d'un mari qui pratiqua su sa femme un genre de percussion qui ne plairait pas entre le mains d'un masseur :

« La femme d'un ouvrier teinturier (journal *le Droit*, 1849 demeurant rue Saint-Guillaume, à Paris, fut prise d'une attaque de choléra qui se manifestait d'une manière assez alarmante et pour lequel M. Charpentier fit les prescription nécessaires.

» Le mari qui était absent et qu'on avait vainement cherch de tous côtés, rentre le soir complètement ivre. On crut qu'i allait être affecté de la situation dans laquelle il trouvait s femme, mais tout au contraire, il entra dans une grand fureur en disant que c'étaient des singeries. Ayant commenc par jeter dans la rue les fioles contenant les médicaments, i vint ensuite arracher sa femme du lit et ce misérable se mit à la battre à outrance.

» Les obligeantes voisines jetèrent des cris d'horreur e voulurent s'interposer ; mais il les menaça de leur en fair autant et les expulsa.

» Il était à croire que cette malheureuse devait succomber. Mais, chose vraiment singulière, les violences qu'elle venai de subir, opérèrent une réaction salutaire, et à l'arrivée d'un agent de police qu'on avait été chercher, elle paraissait tout à fait mieux et son état depuis n'a fait que s'améliorer. »

Dans la *fièvre jaune*, on conseille les divers excitants des fonctions cutanées. Le massage remplira cette indication, et même plus ; il facilitera le dégorgement du foie et les diverses fonctions de cette glande. Un voyageur qui arrive de Batavia, m'a raconté que dans cette ville ce sont les femmes qui massent les étrangers en convalescence de la fièvre jaune ; il prétend que les personnes atteintes de cette affection se trouvent bien de cette opération.

J'aborde enfin le traitement de la *fièvre intermittente* par le massage.

J'ai déjà eu l'occasion de citer des passages dans lesquels des auteurs prétendent faire diminuer, par le massage, l'hypertrophie de la rate. Je ne reviendrai pas sur ce sujet ; je ne veux pas parler également du traitement de l'accès de fièvre intermittente. Sans doute on pourrait favoriser, au moyen du massage, le passage du stade de froid à celui de la chaleur, et de celui-ci à celui de la sueur, mais j'ignore si, dans ces conditions, on l'a mis en usage. Je ne veux m'occuper de cette maladie qu'au point de vue de la *cachexie*, le résultat fatal des fièvres intermittentes rebelles au traitement méthodique. Celles-ci, quand elles ne sont point symptomatiques d'une autre affection, sont souvent combattues avec succès par le massage et la quinine, surtout chez ceux qui, habitant les pays à effluves maremmatiques, se trouvent toujours dans les conditions les plus mauvaises pour se débarrasser de cette affection.

Un massage général donnera du ton à toute l'économie ; les fonctions cutanées, respiratoires et circulatoires, les fonctions digestives, les fonctions d'innervation enfin, recevront de cet agent thérapeutique précieux une activité plus grande ;

de cette activité nouvelle résultera pour l'économie, une force capable de résister aux effets de l'agent morbide.

Telles sont les considérations thérapeutiques que j'ai dû exposer au sujet des diverses affections que l'on peut traiter par le massage, tantôt *utilement*, tantôt d'une manière souveraine.

L'impulsion que j'avais donnée, dès 1863, vers ce merveilleux agent thérapeutique, ne se ralentit pas ; j'en ai recueilli des preuves nombreuses qui m'ont été d'un grand secours pour cette nouvelle édition. J'ai la satisfaction d'avoir contribué pour une large part à sa vulgarisation. Complètement réhabilité, le massage ne quittera plus le rang qu'il occupe dans le domaine de la thérapeutique.

FIN.

TABLE DES MATIÈRES

INTRODUCTION

Page

Valeur du massage. — Nécessité pour le médecin de le connaître. — Réaction vers ce but. — Opinion erronée de M. Réveil, de MM. Trousseau et Pidoux. — Confusion du massage et de la gymnastique par les Suédois. — Définition du massage. — Son antiquité. — Division. — But de l'auteur. — Importance acquise par le massage. — Critique de M. Pichéry. — Réfutation par l'auteur et valeur de son plan..................

PREMIÈRE PARTIE

HISTORIQUE ET DÉFINITION DU MASSAGE, SES MANIPULATIONS

CHAP. I. — Historique et définition du massage. — Origine du massage et sa définition. — Erreur de M. Meding et des gymnasiarques Suédois. — Preuves historiques de l'antiquité du massage, tirées d'Hippocrate, Galien, Philostrate, Antylus, Oribase, Martial, Sénèque — Périodes historiques.......... 1[illegible]

§ I. — Période d'invention. — Recherches dans les écrits d'Hippocrate, de Philostrate, Cœlius, Aurelianus, Oribase, Hérodite, Galien, Antylus.................................... 22

§ II. — Période de rénovation. — Étude générale de cette période. — Recherches dans Du Choul, Mercurialis, Ambroise Paré, Joubert, Paracelse, Alpinus, Faber de Saint-Jory. — Recherches dans les auteurs du XVIIe siècle, Guyon, Borelli, Paullini. — Recherches dans les auteurs du XVIIIe siècle : Hoffman, Andry, Sabatier, Tissot. — Importance de l'ouvrage de Tissot sur la gymnastique. — Critique de MM. Sarlandières, Trousseau et Pidoux au sujet de Meibomius.................... 31

§ III. — Période de perfectionnement. — Recherches dans les écrits contemporains. — Les Pères jésuites en Chine. — Critique de Ling par Dally. — Appréciation de l'auteur. — Recherches dans le San-tsaï-tou-hœi. — Chez les Chinois, par Osbeck, Lepage, etc. — Recherches du massage dans l'Inde, par Dally, Hessler, Liétard, etc. — L'Athenæum de Berlin. — Entraînement des Anglais. — Étude du Tchang-seng par le Père d'Entrecolles. — Massage des Indiens, par Grosse, Petit-Radel. — Recherches dans les îles de l'Archipel, dans Taïti, par Wallis-Cook. — Massage au Tonga (Océanie). — Dans la Nouvelle-Hollande. — En Russie et Finlande. — En Afrique et l'Orient. — Turquie. — Appréciation de tous..... 43

Chap. II. — De l'art de masser.............................. 70

Art. 1er. — Conditions que doit remplir un bon masseur. — Age. — Sexe. — Moralité.............................. 70

Art. II. — Instruments du masseur. — Brosse. - Gant. — Strigil. — Raclette. — Roulette. — Palette. — Férule ou battoir. — Erreur de M. Sarlandières, de MM. Trousseau et Pidoux. — Faisceau de branches. — Percuteur de Klemm. — Onguents. — Pommades. — Huiles. — Savons. — Conditions intellectuelles du masseur.............................. 73

Art. III. — Manœuvres concernant le massage. — Tableau synoptique de ces manœuvres.............................. 87

§ I. — Des frictions. — Des onctions. — Passes, frôlements, attouchements. — Parti qu'en a tiré le docteur Mervy. — Frictions rectilignes, anguleuses, en spirales; mouvements en courbes concentriques et excentriques.............................. 89

§ II. — Pressions. — Agacement. — Titillation. — Taxis. — Pétrissage. — Malaxation. — Froissement. — Pincement. — Foulage. — Sciage.............................. 91

§ III. — Percussions. — Hachure. - Claquement. — Pointillage. — Vibration pointée. — Vibration profonde. — Percussion proprement dite.............................. 94

§ IV. — Mouvements passifs, doubles excentriques, doubles concentriques. — Tractions. — Torsions. — secousses......... 95

Art. IV. — Manière de faire un massage. — Massage hygiénique. — Massage des membres thoraciques. — Massage des membres pelviens. — De la tête. — Du cou. — Du tronc. — Massage thérapeutique général.............................. 98

§ I. — Massage thérapeutique particulier des membres thoraciques, — Des phalanges. — Du poignet et avant-bras. — Du coude et du bras. — De l'épaule........................ 112
§ II. — Massages thérapeutiques particuliers du membre inférieur. — Articulation des orteils. — Du cou-de-pied. — Entorse. — Procédé de Lebatard, de Girard, de Magne. — Massage du genou. — De la hanche........................ 118
§ III. — Massages thérapeutiques particuliers de la tête. — De l'œil........................ 125
§ IV. — Massages thérapeutiques particuliers du cou. — Trachée. — Larynx. — Pharynx. — Amygdales........................ 129
§ V. — Massages thérapeutiques particuliers du tronc........................ 132
Art. I. — Massages thérapeutiques du thorax. — Poitrine. — Dos. — Poumons. — Cœur. — Sein........................ 133
Art. II. — Massages thérapeutiques particuliers de l'abdomen. — Foie. — Diaphragme. — Estomac. — Intestin grêle. — Gros intestin. — Rectum, anus. — Fissure à l'anus. — Hémorroïdes. — Hernies. — Lumbago........................ 136
§ VI. — Massage thérapeutique des organes génito-urinaires. — Périnée. — Vessie. — Utérus........................ 143

DEUXIÈME PARTIE

EFFETS PHYSIOLOGIQUES ET THÉRAPEUTIQUES DU MASSAGE, SES INDICATIONS

Chap. I. — Effets physiologiques du massage d'après Savary. — Londe. — Mérat et Lens. — Sarlandières. — Piorry. — D'après l'auteur. — Sur la peau. — Sur la circulation. — Sur les lymphatiques. — Sur les nerfs. — Sur les muscles. — Sur les os. — Les synoviales. — Le système nerveux. — Fonctions de génération........................ 149
Chap. II. — Effets thérapeutiques du massage, ses indications. — Utilité générale. — Contre-indications générales. — Division des maladies par rapport au massage........................ 167
§ I. — Maladies de l'appareil circulatoire. — Anémie. — Purpura. — Épistaxis. — Hémorragie cérébrale. — Congestion cérébrale. — État apoplectique des nouveau-nés. — Ecchymoses. — Bosses sanguines. — Phlébectasies. — Artériectasies. — Engorgements capillaires. — Cœur et ses affections organiques.

— Œdème consécutif. — Hypertrophie de la rate. — Goître et tumeurs ganglionnaires des diverses régions............ 171

§ II. — Maladies de l'appareil respiratoire. — Bronchite chronique. — Catarrhe pulmonaire. — Pneumonie. — Pleurésie. — Laryngite. — Trachéite. — Aphonie. — Maladies répercutées dans les voies respiratoires. — Eczéma chronique. — Eléphantiasis Pellagre. — Asthme. — Sclérème des nouveau-nés et des adultes.................................. 176

§ III. — Maladies de l'appareil locomoteur. — Œdème des nouveau-nés. — Anasarque. — Polysarcie. — Kystes simples, lypomes et kystes synoviaux. — Rétractions aponévrotiques et cutanées. —Adhérence des tendons. —Rupture des ligaments. — Ténosité crépitante. — Contusion des muscles. — Contractures et pleurodynies. — Luxations musculaires. — Ruptures musculaires. — Torticolis. — Tour de reins. — Lumbago. — Affections osseuses. — Fractures. — Maladies consécutives. — Atrophie musculaire. — Contractures. — Brides. — Adhérence des tendons. — Roideurs articulaires. — Ankyloses. — Luxations. — Hydarthroses. — Épanchements synoviaux. — Arthrites. — Ankyloses. — Entorses et leurs complications. — Pieds-bots et genu valgum.................................. 183

§ IV. — Maladies de l'appareil digestif. —Estomac. —Gastrites et dyspepsies. — Aigreurs. — Renvois acides. — Régurgitations. — Intestins. — Entérite chronique. — Diarrhée. — Constipation. — Volvulus. — Étranglement interne. — Hernie étranglée. — Hémorroïdes. — Tympanite. — Fissure à l'anus. — Obésité et polysarcie.......................... 201

§ V. —Maladies des appareils de sécrétion et d'excrétion. — Congestion du foie. — Vices de sécrétion biliaire. — Calculs biliaires. — Cirrhose. — Ascite. — Ictère des nouveau-nés. — Rétention d'urine. — Coliques néphrétiques. — Maladies des séreuses. — Épanchement dans le péritoine. — Le péricarde. — La plèvre. — L'ascite et l'hydrothorax................... 207

§ VI. — Maladies des fonctions d'innervation. — Angine de poitrine. — Asthme. — Douleurs musculaires. — Dermalgie. — Névralgie intercostale. — Sciatique. — Lumbago. — Torticolis. — Scapulalgie. — Névralgies viscérales. — Gastralgie. — — Entéralgie. — Coliques nerveuses. — Arthralgies. — Névroses paralytiques. — Paralysie consécutive à une hémorragie cérébrale. — Paralysies musculaires par défaut de nutrition de la fibre musculaire ou myogéniques. — Paralysie graisseuse de l'enfance. — Paralysie des convalescents de certaines maladies. — Croup. — Diphtérie. — Choléra. — Scarlatine. — Fièvre typhoïde. — Névroses convulsives spasmodiques. — Contracture musculaire. — Crampes des extrémités. — Crampes des écrivains, des violonistes, des pianistes, tailleurs, cordonniers, marteleurs, cochers, etc. — Chorée. — Éclampsie des enfants. — Tic de la face. — Spasme de la glotte. — Pseudo-angine de poitrine. — Des hystériques et des hypochondriaques. — Des diabétiques et autres formes ainsi que celle provenant de l'abus du tabac, café, thé et alcool. — Coqueluche. — Catalepsie. — Hystérie. — Rétractions accidentelles des membres chez les hystériques. — Phénomènes de contracture. — Travaux de M. Mervy, de M. Barety, de MM. Charcot et Dumontpallier, etc. — Anaphrodisie. — Spermatorrhée. — Atrophie musculaire progressive. — Ataxie locomotrice. — Contracture spasmodique du vagin. — Tremblement nerveux. — Paralysie agitante. — Tetanos. — Hypochondrie 209

§ VII. — Maladie des organes génito-urinaires. — Paralysie de la vessie. — Contracture spasmodique du col. — Incontinence d'urine. — Engorgements chroniques de la prostate. — Adhérence du testicule avec la tunique vaginale. — Paraphimosis. — Maladies de l'utérus. — Aménorrhée. — Dysménorrhée. — Métrorrhagie. — Metrite. — Physométrie. — Inertie dans l'accouchement. — Phlegmatia alba dolens. — Mastite et induration du sein. — Défaut de sécrétion lactée. — Galactorrhée. 226

§ VIII. — Maladies constitutionnelles, diathésiques, intoxications — Chlorose. — Leucocythénie. — Rhumatisme. — Goutte. — Cancer. — Albuminurie. — Diabète. — Scrofule. — Rachitisme. — Syphilis. — Maladie bronzée. — Empoisonnements. Intoxications industrielles. — Maladies infectieuses. — Choléra. — Fièvre jaune. — Fièvre intermittente 229

Châteauroux. — Typ. et Stéréotyp. A. MAJESTÉ.

www.ingramcontent.com/pod-product-compliance
Ingram Content Group UK Ltd.
Pitfield, Milton Keynes, MK11 3LW, UK
UKHW012206240726
13966UKWH00002B/603